栄養科学シリーズ

Nutrition, Exercise, Rest

食べ物と健康，食品と衛生

食品学総論

辻 英明・海老原清・渡邊浩幸・竹内弘幸／編 **第4版**

日本食品標準成分表2020年版（八訂）準拠

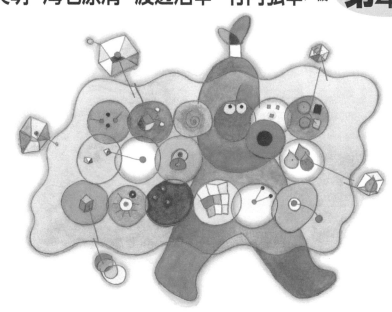

講談社

シリーズ総編集

木戸　康博　京都府立大学　名誉教授
宮本　賢一　龍谷大学農学部食品栄養学科　教授

シリーズ編集委員

河田　光博　京都府立医科大学　名誉教授
桑波田雅士　京都府立大学大学院生命環境科学研究科　教授
郡　　俊之　甲南女子大学医療栄養学部医療栄養学科　教授
塚原　丘美　名古屋学芸大学管理栄養学部管理栄養学科　教授
渡邊　浩幸　高知県立大学健康栄養学部健康栄養学科　教授

編者・執筆者一覧

池田　清和　神戸学院大学　名誉教授（4.1）
石見　佳子　東京農業大学総合研究所　参与・客員教授（3.1 ～ 3.4）
海老原　清＊　愛媛大学　名誉教授（1，7）
岡田希和子　名古屋学芸大学管理栄養学部管理栄養学科　教授（3.6）
金谷建一郎　ALSOKエムビック研究所・環境分析センター　顧問（5.2）
木本眞順美　岡山県立大学　名誉教授（2）
小築　康弘　中国学園大学・中国短期大学情報処理センター　教授（4.6）
瀧本　秀美　国立研究開発法人医薬基盤・健康・栄養研究所国立健康・栄養研究所　所長（3.5）
竹内　弘幸＊　富山短期大学食物栄養学科　教授（4.4）
竹林　　純　国立研究開発法人医薬基盤・健康・栄養研究所国立健康・栄養研究所　室長（3.1 ～ 3.4）
辻　　英明＊　岡山県立大学　名誉教授（1，8）
寺尾　純二　徳島大学　名誉教授（6.1 ～ 6.2）
新田　陽子　お茶の水女子大学基幹研究院自然科学系　准教授（5.1）
細谷　圭助　和歌山大学　名誉教授（4.5）
増田　晃子　大阪公立大学大学院生活科学研究料　客員准教授（4.3）
増田　俊哉　大阪公立大学大学院生活科学研究科　教授（4.3）
室田佳恵子　島根大学生物資源科学部生命科学科　教授（4.7）
森山　達哉　近畿大学農学部応用生命化学科　教授（4.2）
山西倫太郎　神奈川県立保健福祉大学保健福祉学部栄養学科　教授（4.7）
渡邊　浩幸＊　高知県立大学健康栄養学部健康栄養学科　教授（6.3 ～ 6.5）
渡邉　文雄　鳥取大学　名誉教授（4.5）

（五十音順，＊印は編者，かっこ内は担当章・節）

第4版 まえがき

　2001年1月に五訂日本食品標準成分表が公表されたのに伴い，栄養科学シリーズNEXT『食品学総論』の初版が刊行された．その後，食の安全性が大きな社会問題となり，保健機能食品制度の制定，食品安全基本法の施行，五訂増補日本食品成分表の公表，特定保健用食品の見直しなど，食と健康に関する法律の整備や制度の見直しが行われた．また，健康増進法が2001年4月に施行されるとともに，管理栄養士養成のカリキュラムの改正も行われ，この改正に伴って，食品学に関連する科目は「食べ物と健康」に統合された．こうした状況を受けて，2007年6月，特に大きく進展した食品の機能性に関する内容ならびに上述の食と健康に関する法律の制定や制度について大幅に修正し，第2版を刊行した．

　第2版刊行後，食品表示については，従来食品衛生法，JAS法，健康増進法により規制されていた制度が見直され，3つの制度を統合して，食品の表示に関する包括的かつ一元的な食品表示法が創設され，2015年4月に施行された．また，5年ごとに公表される食品成分表についても，2015年12月に「日本食品標準成分表2015年版（七訂）」が，2020年12月に「日本食品標準成分表2020年版（八訂）」が公表された．八訂成分表ではエネルギーの算出方法が国際的にも推奨されている「組成ごとのエネルギー換算係数」を乗じた算出方法が取り入れられることになり，実際の摂取エネルギーにより近いエネルギー値を算出することができることになった．

　本書第4版においても，上述のように食品学を取り巻く環境が大きく変化したのを踏まえて，食品成分表について大幅に修正・書き直しを行い，他章についても，内容を詳細に再吟味して追加・削除および内容一新を行うとともに，わかりやすくかつ平易に記述した．このように，第4版では，その内容がより充実し，読みやすくなっている．本書が栄養士や管理栄養士養成施設において教科書として活用されることを願っている．

　2021年3月

編者　辻　　英明

海老原　清

渡邊　浩幸

竹内　弘幸

栄養科学シリーズ NEXT
新期刊行にあたって

　「栄養科学シリーズNEXT」は，"栄養Nutrition・運動Exercise・休養Rest"を柱に，1998年から刊行を開始したテキストシリーズです．2002年の管理栄養士・栄養士の新カリキュラムに対応し，新しい科目にも対応すべく，書目の充実を図ってきました．新カリキュラムの教育目標を達成するための内容を盛り込み，他の専門家と協同してあらゆる場面で健康を担う食生活・栄養の専門職の養成を目指す内容となっています．一方，2009年，特定非営利活動法人日本栄養改善学会により，管理栄養士が備えるべき能力に関して「管理栄養士養成課程におけるモデルコアカリキュラム」が策定されました．本シリーズではこれにも準拠するべく改訂を重ねています．

　この度，NEXT草創期のシリーズ総編集である中坊幸弘先生，山本茂先生，およびシリーズ編集委員である海老原清先生，加藤秀夫先生，小松龍史先生，武田英二先生，辻英明先生の意思を引き継いだ新体制により，時代のニーズと栄養学の本質を礎にして，改めて，次のような編集方針でシリーズを刊行していくこととしました．

- ・各巻ごとの内容は，シリーズ全体を通してバランスを取るように心がける
- ・記述は単なる事実の羅列にとどまることなく，ストーリー性をもたせ，学問分野の流れを重視して，理解しやすくする
- ・レベルを落とすことなく，できるだけ平易にわかりやすく記述する
- ・図表はできるだけオリジナルなものを用い，視覚からの内容把握を重視する
- ・4色フルカラー化で，より学生にわかりやすい紙面を提供する
- ・管理栄養士国家試験出題基準(ガイドライン)にも考慮した内容とする
- ・管理栄養士，栄養士のそれぞれの在り方を考え，各書目の充実を図る

　栄養学の進歩は著しく，管理栄養士，栄養士の活躍の場所も益々グローバル化すると予想されます．最新の栄養学の専門知識に加え，管理栄養士資格の国際基準化，他職種の理解と連携など，新しい側面で栄養学を理解することが必要です．本書で学ばれた学生達が，新しい時代を担う管理栄養士，栄養士として活躍されることを願っています．

シリーズ総編集　　木戸　康博

宮本　賢一

1. 序論

1.1 食品とは

　植物のように生命を維持するために必要な物質を自ら生成する生き物を独立栄養生物という．一方，生命を維持するために必要な物質を自ら生成できないため，それらを他の生物から摂取して生存する生き物を従属栄養生物という．動物はすべて従属栄養生物である．したがって，従属栄養生物は植物を食べるか，植物を食べて育った動物を食べるかしなければ生きていけない．植物は太陽の光エネルギーを光合成によって動物の利用できる化学エネルギーに変換している．ヒトは自らの発育や，生命を維持するために他の生物を食物として摂取する．食物は，究極的には植物が太陽に由来する光エネルギーを化学エネルギーに変換したそのものである．

　生態系内で食物エネルギーが，植物から動物というように食うか・食われるかを繰り返しながら，一連の生物群を通じて移っていく．このように，食うか・食われるかの関係をたどっていくと1つの鎖状の関係を見いだすことができる．これらを一繋がりの鎖として取り出したとき，これを**食物連鎖**という（図1.1）．ヒトは植物から出発し，生物間に形成された食物連鎖の頂点に位置している．食は命の移し替えの行為ともいえる．

　食品はヒトが摂取すべき栄養素を含んでおり，素材は農作物，水産物，畜産物であり，生のまま食用とされるものと，調理・加工を必要とするものとがある．食品は安全性が保証されてこそ食品としての役割を果たすことができる．残留農薬や環境汚染物質などの毒性物質を含有していたり，食中毒菌で汚染されたものは食品とはいえない．日常摂取する食品の種類は極めて多く，日本食品標準成分表2020年版（八訂）に収載されている食品数は2,478種類である．食品は安価で，その供給が安定していることが必要である．その生産量が極めて少なく，高価で

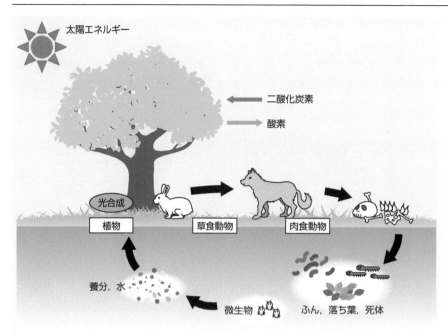

図 1.1　生態系の食物連鎖

あるために入手しにくいものは食品として向かないであろう．食品は栄養学的にも有用であることが求められ，食品には少なくとも1種類以上の栄養素を含んでいる必要がある．また，食品の色，匂い，味および食感などは食品それぞれ特有であり，それらはおいしさに寄与し，食欲を高める重要な要素になっている．

　わが国は第二次世界大戦後，大変な食糧難を経験し，多くの国民が栄養不足に悩まされた．しかし，その後の高度成長により，目覚ましい経済復興・発展を遂げ，世界中からありとあらゆる食料が輸入されるようになり，豊かな食生活を営むことができるようになり，飽食の時代・グルメの時代を迎えている．食料事情が豊かになり，日本人の平均寿命は80歳を越えた（2019年における日本の平均寿命は，男性が81.41歳，女性が87.45歳）が，その一方で，脳・心臓疾患・糖尿病・肥満・がんなどの生活習慣病の有病者・予備群が増加しており，深刻な社会問題となっている．

　食品には従来求められていた「栄養機能」，「感覚機能」に加え，近年生活習慣病を予防する効果（「生体調節機能」）のあることが明らかにされ，その機能を活用した食品である機能性食品が開発され，1991年9月に厚生労働省は機能性食品を**特定保健用食品**（通称トクホ）として認定し，それを普及することにより国民の健康の維持・増進に役立てようとしている．また，2001年4月に厚生労働省は特定保健用食品とは別に栄養素の補給を目的にした食品を**栄養機能食品**とし，保健機能食品の中に位置づけ，消費者が健康に役立つ栄養補助食品を正しく判断できる

制度を設けた．2015年4月には食品に機能性を表示できるものとして，特定保健用食品，栄養機能食品に続いて，第3のジャンルとして機能性表示食品が創設された．

1.2 食品学の役割

19世紀から20世紀にかけて化学とりわけ有機化学は目覚ましく発展した．その過程で，食品成分に関する食品科学的知識が蓄積し，栄養成分とそうでない成分が識別されるようになってきた．ここに，栄養素の概念が提案され，栄養学が確立された．食品学および栄養学の発展は生化学などの他の分野から影響を受け，他の分野の発展にも大きな影響を与えた．

食品は基本的には生物体そのものかそれに由来するもの，あるいはそれらを調理・加工したものであるが，微生物の働きを利用したもの，酵素を利用したもの，新しい食品加工技術を利用したものもある．消化性や嗜好性を高めるためにいろいろな処理が食品に施されるが，その過程でさまざまな変化が生じる．食品は多様な成分を含むので，成分間の相互反応も食品の栄養価や品質に大きな影響を与えると同時に，その変化は複雑である．食品は保存の過程でも大きな変化が生じる．こうした生物学的，化学的および物理的変化によって生じる食品の変化には栄養学的，嗜好的に好ましいものもあるが，好ましくないものも多々ある．「食」はヒトの健康維持・増進に寄与し，心豊かな生活を送るうえで非常に重要な要素である．したがって，食品成分の性質，加工・調理・保存の過程で生じる食品成分の変化，食品の物性変化などについて総合的に学ぶことは大切である．食品学は食品を対象とする学問であるが，栄養学の基礎をなす学問でもある．

1.3 食料自給率

食料自給率とは，国内の食料消費が，国産でどの程度賄えているかを示す指標である．単純に重量で計算することができる品目別自給率と，食料全体について共通の「ものさし」で単位を揃えることにより計算する総合食料自給率の2種類がある．総合食料自給率には，熱量で換算するカロリーベースと金額で換算する生産額ベースがある．

わが国の食料自給率の推移を示したものが，図1.2である．食料自給率は

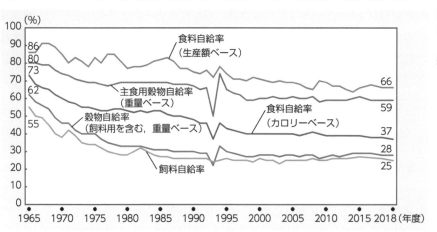

図 1.2　わが国の食料
自給率の経年変化
［農林水産省，食料需
給表］

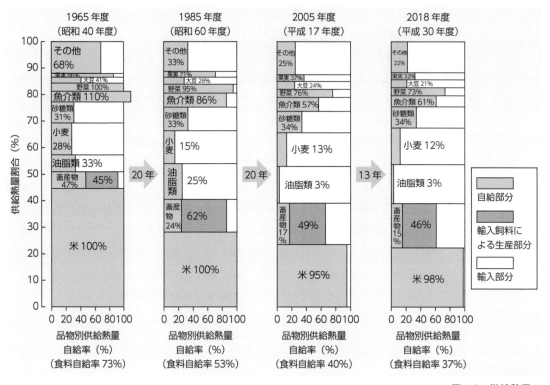

図 1.3　供給熱量の
構成変化と品目別の
食料自給率（供給熱
量ベース）
［農林水産省，食料
需給表］

1965年にはカロリーベースで73%，生産額ベースで86%であったが，年々低
下傾向で推移し，2018年にはカロリーベースで37%，生産額ベースで66%で
ある．食料自給率低下の原因は，生産量の減少によるものではなく，私たちの食
生活の大幅な変化にある．米や野菜など食料自給率の高い食料を中心とした食生
活から，畜産物や油脂，加工食品などを多く摂取する食生活へと変わった．これ
らの食品そのものやその原材料や飼料を輸入に頼る場合が多いため，食料自給率

は低下することになった．主食である米が総供給熱量に占める割合は，1965年に44.3%であったのに対し，1990年には25.9%，2014年には22.3%，2018には21.6%と年々減少している（図1.3）．タンパク質摂取総量において動物性タンパク質の占める割合は，1965年に40.0%であったのに対し，1990年には48.0%，2014年には53.6%，2018年には55.2%と年々増加している．

品目別自給率を見ると，米（97%，主食用米は100%），イモ類（73%），野菜（78%）みかん（100%），海藻類（68%），キノコ類（88%）の自給率は高い．鶏卵（96%）および鶏肉（64%）は，一見自給率が高いように見えるが，飼料自給率を考慮すると，それぞれ12%，8%しか自給できていない．牛肉（36%），豚肉（48%）も飼料自給率を考慮すると10%，6%しか自給できていない．小麦（12%），大麦・ハダカムギ（8%），大豆（6%），油脂類（13%）の自給率は低い．

1.4 │ 食料と環境

西暦1年頃に約1億人（推定）だった人口は1000年後に約2億人（推定）となり，1900年には約16億5,000万人まで増えた．20世紀，特に第二次世界大戦後は人口の増加は著しく，1950年に25億人を突破すると，その50年後の2000年には2倍以上の約61億人にまで爆発的に増えている．2020年では約76億人である．人口が爆発的に増加している国はアジア，アフリカなどの途上国である．国連の人口予測では，2050年には97億人になり，途上国の人口比率は88%に達すると推測されている．

人口増加と経済成長に伴う生活水準の向上は食料需要構造を大きく変化させている．増加した人口の食料消費を賄うためには，食料生産量を増やす必要がある．食料生産量を増やす手段の1つは耕作面積を増やすことである．経済成長に伴う生活水準の向上は，穀物主体の食事から，畜産物割合の増えた食事への変化をもたらしている．穀物の畜産物への変換効率は非常に低い．人間が穀物のまま食べるのであれば，生産量イコール消費量になるが，家畜を通した場合，牛の場合8〜10倍，豚5倍，鶏2〜3倍の穀物を消費する．近年，バイオ燃料の生産が拡大し，原料として穀物の需要が増大している．さらなる穀物生産，畜産のために土地を開墾して利用することは，地球の生態系に大きな影響を与えることになる．森林消失，砂漠化，温暖化，水質汚染などの地球をとり巻く種々の環境問題が生じている．

食品の製造，流通，消費の各段階から生じる加工残渣，食べ残しなどの食品廃棄物の再利用促進を図るため，**食品リサイクル法**＊が2001（平成13）年5月に施

＊食品循環資源の再生利用等の促進に関する法律

行された．2019年の食品廃棄物などは年間1,561万トン，そのうち本来食べられるのに捨てられる食品「食品ロス」の量は年間643万トンになっている．その中の291万トンは家庭から出た食品ロスである．

食品ロス発生要因として指摘されているものとして，消費者側では，**過剰除去**（皮を厚く剥き過ぎたり，脂っこい部分などを調理せずに取り除いたりする），**食べ残し**（作りすぎて食べ残された料理），**直接廃棄**（冷蔵庫等に入れたまま期限切れとなった食品）である．また，消費者の過度の鮮度志向があることも否定できない．食品流通の世界には，3分の1ルールというものがある．3分の1ルールとは，製造日から賞味期限までの合計日数の3分の1を経過した日程までを納品可能な日とし，3分の2を経過した日程までを販売可能な日（販売期限）とする商慣習的なルールで，近年はこのルールに「期限に合理的な根拠はなく，食品や資源のムダにつながる」との指摘がある．食品関連業者側では，販売・流通段階での売れ残り，製造過程などにおける規格外品の発生，外食による客の食べ残し，製造・流通段階での仕込み過ぎが食品ロス発生要因である．

問題　ヒトと食べ物に関する記述である．誤りはどれか．[創作問題]
(1) 生物種間の「食べる」と「食べられる」という一連の関係を食物連鎖という．
(2) 日本の食料自給率は，カロリーベースでおよそ60%である．
(3) 食料需給率は，20年前と比べて低下している．
(4) 近年，バイオ燃料の生産が増加したため，穀物の需要が増大している．
(5) 穀物をそのまま食べるよりも，畜産物として食べるほうがより多くの穀物が必要となる．

2. 食品の分類

世界中には実に多数の食品が存在するが，食品の種類は，気候，風土，食習慣，宗教，生活レベル，地域などで大きく異なる．日本人が日常食べることのできるものに限定しても数千種類にも及ぶ．また，時代の変遷に伴って食品の種類および形態は変化し，増加している．最近では，ヒトの健康や嗜好性の面でも豊かな食生活をめざして，多くの新しい食品が誕生している．このような多種類の食品を理解するためには，まずその特徴や利用目的・用途に応じて分類して，整理する必要がある．

2.1 食品の分類方法

現在用いられている食品の基本的分類方法には，原料の起源や生産様式によるもの，主要栄養素によるもの，食習慣によるもの，そのほか法令によるものなどがある．

A. 原料の起源や生産様式による分類

食品は基本的には生物由来であることから，**植物性食品，動物性食品**に分類される．岩塩や海水が原料となる食塩やにがりは**鉱物性食品**に分類される．これらを生産様式でさらに分類すると表2.1にまとめられる．また，それぞれの食品群にはさまざまな調理加工食品も存在する．この分類法は，食料の生産・流通に関する統計に利用される．

B. 主要栄養素による分類

食品に含まれる栄養素の組成や成分量を基準とした分類法であり，食事計画や栄養状態の評価に用いられている．その代表的なものとして，「日本食品標準成分

原料の起源	生産様式		食品の形態
植物性食品	農産食品	穀類，豆類，種実類，イモ類，野菜類，果実類	調理加工食品 　調理済み食品，冷凍食品，缶詰・瓶詰め食品，レトルトパウチ食品，インスタント食品，発酵食品，醸造食品
	林産食品	キノコ類，野菜類（山菜類）	
	水産食品	藻類	
動物性食品	畜産食品	肉類，乳類，卵類	
	水産食品	魚介類	
鉱物性食品	食塩，重曹（炭酸水素ナトリウム）		
その他	食用油脂，甘味料，調味料，香辛料，嗜好飲料		

表 2.1　原料の起源や生産方式による分類

食品群		収載食品数	
		食品成分表 2015 年版（七訂）	2020 年版（八訂）
植物性食品群	穀類	159	205
	いも及びでん粉類	62	70
	砂糖及び甘味類	27	30
	豆類	93	108
	種実類	43	46
	野菜類	362	401
	果実類	174	183
	きのこ類	49	55
	藻類	53	57
動物性食品群	魚介類	419	453
	肉類	291	310
	卵類	20	23
	乳類	58	59
加工食品群	油脂類	31	34
	菓子類	141	185
	し好飲料類	58	61
	調味料及び香辛料類	129	148
	調理済み流通食品類*	22	50
計		2,191	2,478

表 2.2　日本食品標準成分表における食品群別の収載食品数
* 2015 年版（七訂）までは「調理加工食品類」であった.

a.　日本食品標準成分表による分類

　2020年12月に文部科学省より日本食品標準成分表2020年版（八訂）が公表された(以下，日本食品標準成分表を単に食品成分表ともいう).　食品成分表は5年ごとに改定されるが，その間は毎年追補として新しいデータが公表される.　その詳細は食品成分表の項(3章)に譲るが，日常摂取している食品は18群の食品群に分類され，原材料およびその加工の程度によってさらに大分類，中分類，小分類ならびに細分に分類・整理され，**食品番号は食品群**（2桁数）＋［小分類＋細分（3桁数）］の系統番号とされている.　なお，肉類や魚介類などでは大分類の前に副分類が設けられている.

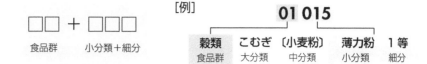

食品成分表2020年版（八訂）では，収載されている食品数が食品成分表2015年版（七訂）と比べて287食品増加し，2,478食品となった（表2.2）.

b. 国民健康・栄養調査食品群別表による分類

国民健康・栄養調査にあたって，摂取食品中の栄養素量の算定に用いるために作成された**食品群別表**において，食品は17群に分けられているが，必ずしも上記の食品成分表とは合致していない．すなわち，食品成分表で分類されていた「いも及びでん粉類」が単に「いも類」として分類され，「調理加工食品類*」が食品群別表では削除されている.

c. 6つの基礎食品

栄養教育の効果を上げるために栄養素の組成をもとに成分の類似している食品を分類する方法がいくつかある．その中でも最も普及しているのが「**6つの基礎食品**」の概念である（表2.3）．毎日，これら6つの食品群すべてから食品を組み合わせて摂取すれば，バランスのとれた栄養素を補給できるようにわかりやすくしたものであり，栄養指導上，欠かせないものとなっている.

* 2020年版（八訂）では「調理済み流通食品類」に名称変更された.

表2.3　6つの基礎食品

毎日の食事に必ず6つを組み合わせましょう

食品の類別		食品の例示	特徴
1群	魚，肉，卵	魚，貝，イカ，タコ，かまぼこなど 牛肉，豚肉，鶏肉，ハムなど 鶏卵，ウズラ卵など	良質タンパク質の給源 食事の主菜となる ほかに脂肪，鉄，カルシウム，ビタミンA，B₁，B₂の給源となる
	大豆	大豆，豆腐，納豆，がんもどきなど	
2群	牛乳・乳製品	牛乳，スキムミルク，チーズなど	主としてカルシウム，ほかに良質タンパク質，ビタミンB₂の給源
	骨ごと食べられる魚	メザシ，ワカサギ，しらす干しなど （注：ワカメ，コンブ，ノリなど海藻を含む）	
3群	緑黄色野菜	ニンジン，ホウレンソウ，コマツナ，カボチャなど	主としてカロテン，ほかにビタミンC，B₂，カルシウム，鉄の給源
4群	その他の野菜	ダイコン，ハクサイ，キャベツ，キュウリ，トマトなど	主としてビタミンC，ほかにビタミンB₁，B₂，カルシウムの給源
	果物	ミカン，リンゴ，ナシ，イチゴなど	
5群	米，パン，めん	飯，パン，うどん，そばなど	糖質性のエネルギー源 イモ類は糖質のほかにビタミンB₁，Cを含む
	イモ	サツマイモ，ジャガイモなど （注：砂糖，菓子類を含む）	
6群	油脂	天ぷら油，サラダ油，ラード，バター，マーガリンなど （注：マヨネーズ，ドレッシングなど脂肪の多い食品が含まれる）	脂肪性エネルギー源 ほかにビタミンA，Dの給源

C. 食習慣による分類

　必要な栄養素を含むいろいろな食品を組み合わせたバランスのよい食事をすることがヒトの健康を守る一番大事なことである．私たちは昔から"ご飯"と"おかず"という言葉で最も簡単なバランス食を表現してきた．いわゆるこれが**主食と副食**（主菜，副菜）に分類される源となっている．

a. 主食と副食（主菜，副菜）

　主食とはおもに炭水化物でエネルギー源となる米，パン，めん類など「6つの基礎食品」の第5群に分類される穀類を食材とする料理である．一方，主菜とは第1群の魚介類，肉，卵，大豆製品などを使った料理であり，良質タンパク質や脂質の給源となり副食の中心をなす．また，副菜とは「6つの基礎食品」の残りの2，3，4，6群に含まれる乳・乳製品や野菜などを使った料理で，主食，主菜に不足しているビタミンやミネラル，食物繊維などを補うことができる．このように栄養面の特徴が異なった料理の組み合わせを基本とすれば，おのずとさまざまな食品を摂ることができバランスのよい食事が期待できる．

b. 食事バランスガイド

　2000年に文部省，厚生省，農林水産省の連携によって策定された食生活指針を，国民が毎日の食事で実践しやすくするために，2005年に厚生労働省・農林水産省は**食事バランスガイド**として公表した（図2.1）．

　食事バランスガイドは健康のために1日に「何を」「どれだけ」食べればよいのか，まわるコマをイメージしてつくられたものである．「何を」は「料理例」で示され，「どれだけ」は1回に食べる標準的な量の単位「1つ（1 SV）」の数値で表されている．コマの形を用いて，1日に食べる目安量の多い順に主食，副菜，主菜，牛乳・

図2.1　食事バランスガイド

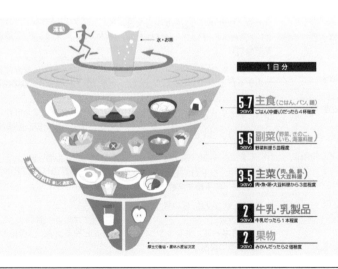

乳製品，果物という5つの料理区分が示されている．水やお茶の水分は生命維持に欠かせないという意味からコマの軸として，また菓子や嗜好飲料は食生活に楽しみをもたせる（上手にコマを回転させる）ということからヒモで表現している．

D. その他の分類方式

上述した分類法のほかに，食料需給の統計に用いられるものや，法令で制度化され用途別に分類されているものがある．

a. 食料需給表における分類

FAO：Food and Agriculture Organization

毎年，世界各国の食料需給に関する調査統計がFAO（国際連合食糧農業機関）のフードバランスシートにまとめられているが，わが国ではそれに準拠した食料需給表が作成されている．その際に用いられている分類法では，食品が穀類，イモ類，デンプン，豆類，野菜，果実，肉類，鶏卵，牛乳および乳製品，魚介類，海藻類，砂糖類，油脂類，みそ，しょうゆ，その他食料の16群に分けられている．

b. 特別用途食品と保健機能食品

乳児の発育や，妊産婦，授乳婦，えん下困難者，病者などの健康の保持・回復などに適する目的で調製された食品がある．これらは，健康増進法第43条に「特別用途食品」として規定され，販売には法律に基づいた許可が必要である（図2.2）．

図2.2 特別用途食品，特定保健用食品ならびに栄養機能食品

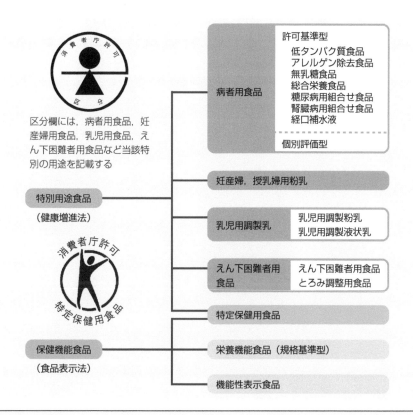

病者用食品のうち，許可基準型病者用食品として，6つの区分がある．また，病者用の特別用途食品のうち許可基準のない食品（個別評価型病者用食品）については，専門家による個別の評価により病者用食品として表示許可が行われる．「特別用途食品」には，一般の食生活において特定の保健の目的で摂取する者に対して，その目的達成が期待できる食品として「特定保健用食品」が設けられている．2001年4月には消費者が正しい選択ができるように，一般食品いわゆる健康食品および医薬品と区別して，食品衛生法に基づき，人々の健康維持・増進に役立つ食品として保健機能食品制度が施行され，**保健機能食品**として**特定保健用食品**と**栄養機能食品**がこれに該当する．また，2015年4月には食品衛生法，JAS法，健康増進法の食品に関する表示規定を統合して，包括的かつ一元的な制度として**食品表示法**が施行された．この制度により保健機能食品として新しく**機能性表示食品**が加わり，これは事業者の責任において，科学的根拠に基づいた機能性を表示した食品として位置づけられた．

問題 食品の分類に関する記述である．誤りはどれか．[創作問題]
(1) 原料の起源によって植物性，動物性，海洋性食品に分類される．
(2) 日本食品標準成分表では，5桁の食品番号が用いられている．
(3) 日本食品標準成分表と国民健康・栄養調査で用いられる食品群は合致していない．
(4) 食事バランスガイドでは，食べる目安量の多い順に主食，副菜，主菜，牛乳・乳製品，果物に分けられている．
(5) 機能性表示食品は，保健機能食品の一つである．

3. 食品成分表

3.1 食品成分表の変遷

A. 日本食品標準成分表

　日本食品標準成分表は，日本において常用される食品について標準的な成分値を収載するもので，1食品1標準成分値を原則として，原材料的食品ならびに調理加工食品の標準的な成分値が収載されている．標準的な成分値とは，年間を通じて摂取する場合の全国的な平均値という概念に基づいて策定された値である．

　日本食品標準成分表（以下「食品成分表」という）は，5年ごとに公表されており，2020年はその改訂の年にあたっている．正式名称は，「日本食品標準成分表2020年版（八訂）」とされ，2020（令和2）年12月25日に公表された*.

＊　5年ごとに改訂されるが，その間は毎年追補として新しいデータが公表される.

　食品成分表は，戦後の国民栄養改善の見地から，1950年に国として正式に発行され，以後，科学技術庁資源調査会，文部科学省科学技術・学術審議会資源調査分科会に引き継がれて8回の改訂が行われている．「日本食品標準成分表2020年版（八訂）」（以下食品成分表2020年版）は表3.1に示すように，食品数は初版の538品目から徐々に増えて，食品成分表2020年版では2,478品目に至っている．

B. アミノ酸成分表編

　「日本食品アミノ酸組成表」は1966（昭和41）年に公表されたが，その後，1982（昭和57）年に大幅に改定された「四訂日本食品標準成分表」の公表に伴い，1986（昭和61）年に「改訂日本食品アミノ酸組成表」が公表された．さらに2010（平成22）年には「日本食品標準成分表2010」の公表に伴い，食品名，食品の配列，食品番号をこれに整合するよう改訂され，「日本食品標準成分表準拠アミノ酸成分表2010」が公表された．特徴としては，タンパク質はアミノ酸の重合体として求め

表 3.1　日本食品標準成分表の沿革

*六訂とみなす.

名称	公表年	食品数
日本食品標準成分表	1950 (昭和 25) 年	538
改訂日本食品標準成分表	1954 (昭和 29) 年	695
三訂日本食品標準成分表	1963 (昭和 38) 年	878
四訂日本食品標準成分表	1982 (昭和 57) 年	1,621
五訂日本食品標準成分表	2000 (平成 12) 年	1,882
五訂増補日本食品標準成分表	2005 (平成 17) 年	1,878
日本食品標準成分表 2010*	2010 (平成 22) 年	1,878
日本食品標準成分表 2015 年版 (七訂)	2015 (平成 27) 年	2,191
日本食品標準成分表 2020 年版 (八訂)	2020 (令和 2) 年	2,478

表 3.2　アミノ酸成分表の沿革

名称	公表年	食品数
日本食品アミノ酸組成表	1966 (昭和 41) 年	157
改訂日本食品アミノ酸組成表	1986 (昭和 61) 年	295
日本食品標準成分表準拠アミノ酸成分表 2010	2010 (平成 22) 年	337
日本食品標準成分表 2015 年版 (七訂) アミノ酸成分表編	2015 (平成 27) 年	1,558
日本食品標準成分表 2020 年版 (八訂) アミノ酸成分表編	2020 (令和 2) 年	1,953

るべきというFAOの推奨に従い，アミノ酸組成によるたんぱく質が追加された．食品成分表2015年版の公表に伴い，「日本食品標準成分表2015年版(七訂)アミノ酸成分表編」が公表された(表3.2)．2020年版では1,953品目に至っている．

C.　脂肪酸成分表編

脂肪酸成分表の初版は，1982 (昭和57) 年「四訂日本食品成分表」が公表されたのち，1989 (平成元) 年に「日本食品脂溶性成分表-脂肪酸，コレステロール，ビタミンE-」(四訂フォローアップ脂溶性成分表)として公表された．2005 (平成17)年には「五訂増補日本食品標準成分表」が公表され，これに準拠して「五訂増補脂肪酸成分表」が公表された．成分表2015年版の公表に伴い，「日本食品標準成分表2015年版(七訂)脂肪酸成分表編」が公表された．2020年版では1,921品目に至っている．

D.　炭水化物成分表編

成分表2015年版の公表に伴い「日本食品標準成分表2015年版 (七訂) 炭水化物成分表編」が公表された．2020年版では1,080品目に至っている．

3.2 日本食品標準成分表 2020 年版（八訂）の内容と特徴

A. 構成

　食品成分表 2020 年版は，本表，アミノ酸成分表編，脂肪酸成分表編，炭水化物成分表編の 4 つの成分表からなる．

B. 収載食品

a. 本表

　食品成分表 2020 年版は，これまでの食品成分表 2015 年版に 287 食品が追加され，2,478 食品について可食部 100 g あたりの成分値が収載されている．おもな追加食品を以下に記載する．

(1) 原材料的食品　　原材料的食品については「生」「乾」を基本とし，摂取の際に調理が必要な食品については，「ゆで」「焼き」「油いため」「フライ」などの調理食品が追加された．また，刺身，天ぷらなどの伝統的な料理やから揚げ，とんかつなどの揚げ物も追加された．

(2) 加工食品　　加工食品については，原材料の配合割合，加工方法により成分値に幅がみられるため，生産，消費の動向を考慮し，可能な限り代表的な食品が選定された．

　また，18 群は，「調理加工食品類」から「調理済み流通食品類」に変更になり，冷凍，チルド，レトルトの状態で流通する食品，惣菜などが収載され，和え物，煮物などの伝統的な調理をした食品について，原材料の配合割合から算出した料理としての成分値が収載された．漬物については，一部の主要な食品について，加工済みの状態で流通するものについて新たに調査して分析値が変更された．

b. アミノ酸成分表編

　本成分表のアミノ酸の成分値は，食品成分表 2020 年版に対応した可食部 100 g あたりの成分値（第 1 表）と基準窒素 1 g あたりの成分値（第 2 表）が収載されている．さらに，アミノ酸組成によるたんぱく質 1 g あたりの成分値（第 3 表）および基準窒素によるたんぱく質 1 g あたりの成分値（第 4 表）が文部科学省のホームページで公開されている．収載されている食品数は 1,953 食品である．

c. 脂肪酸成分表編

　本成分表の脂肪酸の成分値は，食品成分表 2020 年版に対応した可食部 100 g あたりの成分値（第 1 表）と脂肪酸量 100 g あたりの成分値（第 2 表），脂質 1 g あたりの脂肪酸成分表（第 3 表：ホームページで公開）が収載されている．食品群の分類お

および配列は，食品成分表2020年版に準じている．第1表に収載されている食品数は，1,921食品である．

d.　炭水化物成分表編

　本成分表の成分値は，食品成分表2020年版に対応した可食部100 gあたりの利用可能炭水化物および糖アルコールの成分値を収載するとともに，別表として食物繊維および有機酸の成分値が収載されている．食品数は18食品群について，合計1,080食品の成分値が収載されている．

C.　食品群の分類と配列

　食品は18群に分類され，植物性食品群，動物性食品群，加工食品群の順で第2章に収載されている．すなわち，1）穀類，2）いも及びでん粉類，3）砂糖及び甘味類，4）豆類，5）種実類，6）野菜類，7）果実類，8）きのこ類，9）藻類，10）魚介類，11）肉類，12）卵類，13）乳類，14）油脂類，15）菓子類，16）し好飲料類，17）調味料及び香辛料類，18）調理済み流通食品類の順である．2015年版では資料3として記載されていたそう菜は，18群に記載されている（表3.3）.

D.　食品の分類・配列と食品番号

　各食品群は，大分類，[中分類]，小分類，細分の4段階に分類されている．魚貝類，肉類，乳類，調味料及び香辛料では，大分類の前に＜　＞で示される副分類を設けて5段階に区分されている．たとえば牛肉の場合，＜畜肉類＞（副分類），うし（大分類），[和牛肉]（中分類），かた（小分類），脂身つき，生（細分）などである．大分類には原則として動植物の名称が五十音順に配列されている．中分類と小分

和風料理	和え物	青菜の白和え，いんげんのごま和え，わかめとねぎの酢みそ和え
	酢の物	紅白なます
	汁物	とん汁
	煮物	きんぴらごぼう，ぜんまいのいため煮，筑前煮，肉じゃが，ひじきのいため煮，卯の花炒り，親子丼の具，牛飯の具，切り干し大根の煮物
洋風料理	カレー	チキンカレー，ビーフカレー，ポークカレー
	コロッケ	かにクリームコロッケ，コーンクリームコロッケ，ポテトコロッケ
	スープ	かぼちゃのクリームスープ，コーンクリームスープ
	ハンバーグステーキ	合びきハンバーグ，チキンハンバーグ，豆腐ハンバーグ
	フライ	いかフライ，えびフライ，メンチカツ
中国料理	点心	ぎょうざ，しゅうまい，中華ちまき
	菜（な）	酢豚，八宝菜，麻婆豆腐（マーボー豆腐）
韓国料理	和え物	もやしのナムル

表 3.3　「18. 調理済み流通食品類」に収載された食品

表3.4　食品の分類と
食品番号（例）

食品番号	食品群	区分	大分類	中分類	小分類	細分
	穀類	–	あわ	–	精白粒	–
01002	01	–	–	–	002	–
	穀類	–	こむぎ	[小麦粉]	強力粉	1等
01020	01	–	–	–	–	020
	魚介類	（かに類）	がざみ	–	生	–
10332	10	–	–	–	332	–

類では，原則として加工度の低い原材料的な食品からはじめ，順次加工度の高い
ものへと移行する方式がとられている．

　食品番号は，表3.4に示すように，食品群を2桁の数字で，小分類と細分を3
桁の数字で区分されている．

E.　食品名

　学術名または慣用名が採用されており，広く用いられている別の名称がある場
合には，備考欄にその別名が記載されている．

F.　項目とその配列

　表3.5に示すように，項目の配列は，廃棄率，エネルギー，水分，成分項目群「た
んぱく質」に属する成分，成分項目群「脂質」に属する成分，成分項目群「炭水化物」
に属する成分，有機酸，灰分，無機質，ビタミン，アルコールおよび食塩相当量，
備考の順に記載されている．2015年版からのおもな変更点は，エネルギー産生
成分を「アミノ酸組成によるたんぱく質」「脂肪酸のグリセロール当量で表した脂
質」「利用可能炭水化物等」の組成成分としたことである．

①成分項目群「たんぱく質」に属する成分：アミノ酸組成によるたんぱく質とたん
　ぱく質で構成されている．

②成分項目群「脂質」に属する成分：脂肪酸のトリアシルグリセロール当量，コレ
　ステロール，脂質の3項目からなる．これまで本表に記載されていた脂肪酸の
　うち，飽和・不飽和脂肪酸などの成分項目に係る成分値については，本表では
　なく脂肪酸成分表編2020年版に収載された．

③成分項目群「炭水化物」に属する成分：「利用可能炭水化物」として，利用可能炭
　水化物（単糖当量）に加え，新たな項目として利用可能炭水化物（質量計），組成分
　析による成分値が不確かな場合にエネルギー計算に使用する差引き法による利
　用可能炭水化物が追加された．

　　続いて食物繊維総量，新たな項目として糖アルコール，最後に従来の差引き
　法で算出された炭水化物の順番に記載されている．また，食物繊維の水溶性食

表 3.5 日本食品標準成分表 2020 年版（八訂）の表示例

							たんぱく質		脂質		炭水化物									無機質								
											利用可能炭水化物																	
食品番号	索引番号	食品名	廃棄率	エネルギー		水分	アミノ酸組成によるたんぱく質	たんぱく質	トリアシルグリセロール当量	コレステロール	脂質	利用可能炭水化物（単糖当量）	利用可能炭水化物（質量計）	差引き法による利用可能炭水化物	食物繊維総量	糖アルコール	炭水化物	有機酸	灰分	ナトリウム	カリウム	カルシウム	マグネシウム	リン	鉄	亜鉛	銅	マンガン
		単位	%	kJ	kcal	(·········· g ··········)				mg	(·· g ··)								(·· mg ··)								
		成分識別子	REFUSE	ENERC	ENERC_KCAL	WATER	PROTCAA	PROT-	FATNLEA	CHOLE	FAT-	CHOAVLM	CHOAVL	CHOAVLDF-	FIB-	POLYL	CHOCDF-	OA	ASH	NA	K	CA	MG	P	FE	ZN	CU	MN
01001	1	アマランサス 玄穀	0	1452	343	13.5	(11.3)	12.7	5.0	(0)	6.0	63.5*	57.8	59.9	7.4	—	64.9	—	2.9	1	600	160	270	540	9.4	5.8	0.92	6.1
01002	2	あわ 精白粒	0	1466	346	13.3	10.2	11.2	4.1	(0)	4.4	69.6*	63.3	67.6	3.3	—	69.7	—	1.4	1	300	14	110	280	4.8	2.5	0.49	0.8

物繊維，不溶性食物繊維などの成分項目については，本表ではなく炭水化物成分表編 2020 年版に収載された．糖アルコールは，これまで炭水化物成分表編に記載されていたが，本表に記載された．

④**酢酸以外の有機酸**：食品成分表 2015 年版までは便宜的に炭水化物に含まれていたが，すべての有機酸をエネルギー産生成分として扱う観点から，有機酸が独立して本表に収載された．

⑤**無機質**：各成分の栄養上の関連性を配慮し，ナトリウム，カリウム，カルシウム，マグネシウム，リン，鉄，亜鉛，銅，マンガン，ヨウ素，セレン，クロム，モリブデンの順に記載されている．

⑥**ビタミン**：脂溶性ビタミンと水溶性ビタミンに分けて配列されている．脂溶性ビタミンは，ビタミン A，ビタミン D，ビタミン E，ビタミン K の順に，また，水溶性ビタミンは，ビタミン B_1，ビタミン B_2，ナイアシン，ナイアシン当量，ビタミン B_6，ビタミン B_{12}，葉酸，パントテン酸，ビオチン，ビタミン C の順にそれぞれ配列されている．このうち，ビタミン A の項目はレチノール，α- および β-カロテン，β-クリプトキサンチン，β-カロテン当量，レチノール活性当量である．また，ビタミン E の項目は，α-，β-，γ- および δ-トコフェロールである．

⑦**アルコール**：これまでは備考欄に記載されていたが，本表に記載された．

上記の項目について，FAO/INFOODS が規定する Tagname を引用した食品成分識別子が並記された．

	無機質				ビタミン																								アルコール	食塩相当量	備考
					ビタミンA						ビタミンD	ビタミンE				ビタミンK	ビタミンB₁	ビタミンB₂	ナイアシン	ナイアシン当量	ビタミンB₆	ビタミンB₁₂	葉酸	パントテン酸	ビオチン	ビタミンC			
ヨウ素	セレン	クロム	モリブデン	レチノール	α-カロテン	β-カロテン	β-クリプトキサンチン	β-カロテン当量	レチノール活性当量		α-トコフェロール	β-トコフェロール	γ-トコフェロール	δ-トコフェロール															
(⋯⋯⋯⋯⋯⋯⋯⋯ μg ⋯⋯⋯⋯⋯⋯⋯⋯)											(⋯⋯⋯⋯⋯ mg ⋯⋯⋯⋯⋯)				μg	(⋯⋯⋯⋯⋯⋯ mg ⋯⋯⋯⋯⋯⋯)				(⋯ μg ⋯)			mg	μg	mg	(⋯ g ⋯)		
ID	SE	CR	MO	RETOL	CARTA	CARTB	CRYPXB	CARTBEQ	VITA_RAE	VITD	TOCPHA	TOCPHB	TOCPHG	TOCPHD	VITK	THIA	RIBF	NIA	NE	VITB6A	VITB12	FOL	PANTAC	BIOT	VITC	ALC	NACL_EQ	
1	13	7	59	(0)	0	2	0	2	Tr	(0)	1.3	2.3	0.2	0.7	0	0.04	0.14	1.0	(3.8)	0.58		130	1.69	16.0		—	0	うるち，もちを含む
0	2	1	22	(0)	(0)	(0)	(0)	(0)	(0)	(0)	0.6	0.0	2.2	0.0	(0)	0.56	0.07	2.9	6.4	0.18	(0)	29	1.83	14.0		—	0	歩留り：70〜80 %

G. 成分値および記号

数値の表示単位を表3.5に示す．各成分について使用する単位，最小表示の位が決められている．なお，「−」は未測定であること，「0」は成分表の最小記載量の1/10未満または検出されなかったこと，「Tr」は最小記載量の1/10以上含まれているが，5/10未満であることを示す．

H. 社会のニーズへの対応

食品成分表のデータファイルおよびその英語版がインターネット上で公開されている．

3.3 食品成分の分析方法

それぞれの成分の測定は，「日本食品標準成分表2020年版（八訂）分析マニュアル」による方法およびこれと同等以上の性能が確認できる方法とされた．

A. 水分

常圧加熱乾燥法，減圧加熱乾燥法，カールフィッシャー法または蒸留法が採用されている．加熱乾燥法は，食品を常圧下で100 〜 140℃で乾燥，または減圧下で70 〜 100℃で乾燥することで水分を蒸発させ，加熱前後の質量の差を求めて水分とする．穀類，種実類など粉末状のもの，比較的水分量の少ない食品は常

圧下で，みそ，果実，粉末スープなど加熱によって変化しやすい食品は，減圧下で乾燥させる．アルコールまたは酢酸を含むマヨネーズ，ドレッシング類などは，乾燥減量からアルコール分または酢酸の質量をそれぞれ差し引いて算出している．

B. タンパク質

食品成分表2020年版では，「アミノ酸組成によるたんぱく質」と「たんぱく質」の2種類の成分値が収載されている．

「アミノ酸組成によるたんぱく質」は，FAO/INFOODSが推奨する組成成分値であり，タンパク質を構成するアミノ酸を収載したアミノ酸成分表2020年版のデータに基づき，**アミノ酸の脱水縮合物の量**（アミノ酸残基の総量）として算出されている．アミノ酸量は，**カラムクロマトグラフ法**（アミノ酸自動分析計）または**高速液体クロマトグラフ法**で定量される．

「たんぱく質」は，**改良ケルダール法**，**サリチル酸添加改良ケルダール法**または**燃焼法**（改良デュマ法）によって定量した窒素量から，カフェイン，テオブロミンおよび硝酸態窒素に由来する窒素量を引いた基準窒素量に，**窒素‒タンパク質換算係数**を乗じて算出されている．タンパク質中の窒素は，平均で16%含まれていることから，窒素‒タンパク質換算係数の平均的な値は，6.25（100/16）である．そこで表3.6に示す特定の換算係数が定められている食品を除き，6.25が用いられている．

C. 脂質

食品成分表2020年版では，「脂肪酸のトリアシルグリセロール当量」と「脂質」の2種類の成分値が収載されている．

表3.6 特定の窒素‒タンパク質換算係数を適用する食品
注：本表に示されていない食品には，6.25の係数を用いる

食品名	換算係数
アマランサス	5.30
エンバク（オートミール），大麦，小麦（玄穀，全粒粉），ライ麦	5.83
小麦粉，フランスパン，うどん・そうめん類，中華めん類，マカロニ・スパゲティ類，ふ類，小麦タンパク，ぎょうざの皮，しゅうまいの皮	5.70
小麦はいが	5.80
米，米製品（赤飯を除く）	5.95
大豆，大豆製品（豆腐竹輪を除く），エダマメ，大豆モヤシ，しょうゆ，みそ類	5.71
アーモンド	5.18
ブラジルナッツ，ラッカセイ	5.46
その他のナッツ類，アサ，アマニ，エゴマ，カボチャ，ケシ，ゴマ，スイカ，ハス，ヒシ，ヒマワリ	5.30
フカヒレ，ゼラチン，腱（牛），豚足，軟骨（豚，鶏）	5.55
液状乳類，チーズを含む乳製品，乳類その他（シャーベットを除く），バター類，マーガリン類	6.38

「脂肪酸のトリアシルグリセロール当量」は，FAO/INFOODS が推奨する組成成分値であり，脂質を構成する脂肪酸を収載した脂肪酸成分表 2020 年版のデータに基づき，各脂肪酸量をトリアシルグリセロールに換算した量の総和として算出されている．脂肪酸量は，**クロロホルム−メタノール混液抽出法またはヘキサン−イソプロパノール抽出法**で脂質を抽出した後，エステル化し，**水素炎イオン化検出−ガスクロマトグラフ法**で定量される．

　「脂質」は，食品からジエチルエーテルなどの有機溶媒に可溶な成分を抽出し，溶剤を留去して得られる残渣の乾燥質量を測定する**溶媒抽出−重量法**で定量されている．溶媒抽出−重量法として，食品の種類と性状に応じて，ジエチルエーテルによるソックスレー抽出法，酸分解法，液−液抽出法，クロロホルム−メタノール混液抽出法，レーゼ・ゴットリーブ法，酸・アンモニア分解法，ヘキサン−イソプロパノール法またはフォルチ法が用いられる．ほとんどの食品では，脂質の大部分を中性脂肪（トリアシルグリセロール）が占める．

D.　炭水化物

　食品成分表 2020 年版では，「利用可能炭水化物（単糖当量）」，「利用可能炭水化物（質量計）」，「差し引きによる利用可能炭水化物」および「炭水化物」の 4 種類の成分値が収載されている．利用可能炭水化物とは，ヒトの酵素により消化され，吸収され，代謝される炭水化物であり，**デンプン**，**単糖類**，**二糖類**，80% エタノールに可溶性のマルトデキストリンおよびマルトトリオースなどの**オリゴ糖類**を指す．

①**利用可能炭水化物（単糖当量）**：FAO/INFOODS が推奨する組成成分値であり，利用可能炭水化物を直接分析または推計した炭水化物成分表 2020 年版のデータに基づき，各利用可能炭水化物の総和として算出された成分値である．計算の際，各成分を単純に合計するのではなく，デンプンおよび 80% エタノールに可溶性のマルトデキストリンには 1.10 の係数を，マルトトリオースなどのオリゴ糖類には 1.07 の係数を，そして二糖類には 1.05 の係数を乗じて，単糖の質量に換算してから合計されている．

②**利用可能炭水化物（質量計）**：各利用可能炭水化物の総和として算出された成分値である．計算の際，各成分は単糖の質量に換算されることなく，単純に合計されている．

③**差し引きによる利用可能炭水化物**：当該食品 100 g から，水分，アミノ酸組成によるたんぱく質（この収載値がない場合には，たんぱく質），脂肪酸のトリアシルグリセロール当量（この収載値がない場合には，脂質），食物繊維総量，有機酸，灰分，アルコール，硝酸イオン，ポリフェノール（タンニンを含む），カフェイン，テオブロミン，加熱により発生する二酸化炭素等の合計（g）を差し引いて求めた成

分値である.

④**炭水化物**：食品成分表2015年版までの従来の炭水化物と同一の方法に基づく成分値であり，当該食品100gから，たんぱく質，脂質，灰分および水分量などを差し引いて算出される（差引き法）.

E. 灰分

直接灰化法が適用されている．550℃で加熱，燃焼して水分ならびに有機物を除去（灰化）して得られた残渣である．食品中の無機質のおおよその総量と考えられている.

F. 食物繊維

酵素−重量法（プロスキー変法またはプロスキー法），または，**酵素−重量法・液体クロマトグラフ法**（AOAC2011.25法）が採用されている．プロスキー変法およびプロスキー法は，食品成分表2015年版でも採用されていた方法であり，ヒトの消化酵素に類似した条件で食品中のデンプンやタンパク質を分解し，非消化性（難消化性）成分が80％エタノールに不溶であることを利用して非消化性成分を分別してその質量を測ることにより，食物繊維を定量する（この際，未消化性成分中の灰分とたんぱく質量を別途に定量して補正する）．しかし，プロスキー変法およびプロスキー法では，コーデックス食品委員会が定義した食物繊維のうち，難消化性デンプンなどの一部およびイヌリンの分解物や大豆オリゴ糖などの低分子量の難消化性水溶性炭水化物が測定できない．そのため，食品成分表2020年版では酵素−重量法・液体クロマトグラフ法（AOAC2011.25法）が追加され，これらの食物繊維も含めて定量可能となった.

AOAC：Association of Official Analytical Chemists

G. 無機質

表3.7に示すように，無機質の分析には原子吸光光度法，誘導結合プラズマ発光分析法または誘導結合プラズマ質量分析法などが適用されている.

H. ビタミン

ビタミンの測定方法を表3.7に示す.

a. 脂溶性ビタミン

脂溶性ビタミンには，ビタミンA，D，E，Kがあり，これらはビタミンKを除き食品をけん化後，不けん化物を抽出分離し，**高速液体クロマトグラフ法**により定量する.

ビタミンKは，アセトンまたはヘキサン抽出後，**蛍光検出−高速液体クロマトグラフ法**により検出する．ビタミンKの成分値は，ビタミンK_1とK_2（メナキノン−

分類	成分	分析法
無機質	ナトリウム, カリウム[*1], カルシウム[*1], マグネシウム[*1], 鉄[*1, 2], 亜鉛[*1, 3], 銅[*1, 3], マンガン[*3]	原子吸光光度法, 誘導結合プラズマ発光分析法
	リン	誘導結合プラズマ発光分析法, バナドモリブデン酸吸光光度法
	ヨウ素, セレン, クロム, モリブデン	誘導結合プラズマ質量分析法
ビタミン	レチノール, カルシフェロール(ビタミンD)	紫外部吸収検出−高速液体クロマトグラフ法
	α-カロテン, β-カロテン, β-クリプトキサンチン	可視部吸収検出−高速液体クロマトグラフ法
	アスコルビン酸(ビタミンC)	可視部吸光検出−高速液体クロマトグラフ法
	チアミン(ビタミンB$_1$), リボフラビン(ビタミンB$_2$), トコフェロール(ビタミンE), フィロキノン類, メナキノン類(ビタミンK)	蛍光検出−高速液体クロマトグラフ法
	ナイアシン, ビタミンB$_6$, ビタミンB$_{12}$, 葉酸, パントテン酸, ビオチン	微生物学的定量法
脂肪酸, コレステロール		水素炎イオン化検出−ガスクロマトグラフ法
食物繊維		酵素−重量法(プロスキー変法またはプロスキー法), 酵素−重量法・液体クロマトグラフ法(AOAC2011.25法)
アルコール		浮標法, 水素炎イオン化検出−ガスクロマトグラフ法, 振動式密度計法

表 3.7　無機質, ビタミン, 脂溶性成分, 食物繊維, アルコールの分析法
*1 一部, 誘導結合プラズマ質量分析法, *2 一部, 1,10-フェナントロリン吸光光度法, *3 微量の場合は, キレート抽出による濃縮後, 原子吸光光度法

4)の合計で示されている. なお, 納豆, 金山寺みそおよびひしおみそは, メナキノン−7を多量に含むことから, 分子量からメナキノン−4に換算して, ビタミンK含量に合算されている.

　各脂溶性ビタミンの変換係数を以下に示す.

(1) カロテン当量　　α-カロテン, β-カロテン, β-クリプトキサンチンを高速液体クロマトグラフ法で定量し, 次式によって求める.

$$\beta\text{-カロテン当量}(\mu g)=\beta\text{-カロテン}(\mu g)+1/2\,\alpha\text{-カロテン}(\mu g)+1/2\,\beta\text{-クリプトキサンチン}(\mu g)$$

(2) レチノール活性当量 (retinol activity equivalents：RAE)　　食品中のビタミンA含量はレチノール活性当量として以下の式で求められる.

$$\text{レチノール活性当量}(\mu g\text{RAE})=\text{レチノール}(\mu g)+1/12\,\beta\text{-カロテン当量}(\mu g)$$

(3)ビタミンE　　ビタミンEには, α, β, γ, δの同属体がある. 食品成分表には, 食品中の4種の同属体含量が収載されている. なお, 日本人の食事摂取基準(2020年版)では, α-トコフェロールのみを指標として目安量が策定されている.

b. 水溶性ビタミン

　水溶性ビタミンは, **高速液体クロマトグラフ法**(ビタミンB$_1$, B$_2$, C)または, **微生物学的定量法**(ビタミンB$_6$, B$_{12}$, ナイアシン, 葉酸, パントテン酸, ビオチン)により定量する. ナイアシンは, 食品成分表ではニコチン酸相当量を用いている. ビタミンCには, 還元型のL-アスコルビン酸と酸化型のL-デヒドロアスコルビン酸が

あるが，その効力値については同等とみなされることから，両者の合計で成分値が示されている．

I.　食塩相当量

　食塩相当量は，ナトリウム量（食塩以外に由来するナトリウム量を含む）に2.54（食塩の式量：58.5/ナトリウムの原子量：23.0）の換算係数を乗じて算出する．

3.4 ｜エネルギー値の算定法

　食品成分表2020年版では，エネルギー値の科学的推計の改善を図るため，エネルギー産生成分として，たんぱく質，脂質および炭水化物の量を用いる従来の計算方法から，原則として，**アミノ酸組成によるたんぱく質，脂肪酸のトリアシルグリセロール当量，利用可能炭水化物（単糖当量），糖アルコール，食物繊維総量，有機酸およびアルコール**の組成成分の量を用いるFAO/INFOODSが推奨する計算方法に変更された．図3.1にエネルギーの計算に用いられた計算式を示す．

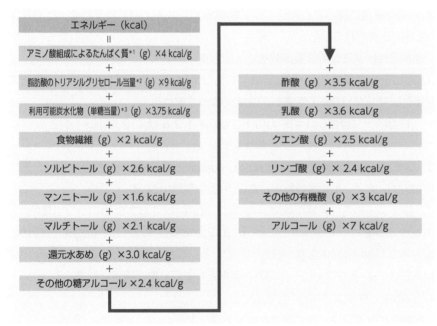

図3.1　エネルギー計算に用いられた計算式
*1「アミノ酸組成によるたんぱく質」の収載値がない場合には「たんぱく質」の収載値を用いる．
*2「脂肪酸のトリアシルグリセロール当量」の収載値がない場合には「脂質」の収載値を用いる．
3「利用可能炭水化物（単糖当量）」の収載値がない場合あるいは収載値の確からしさが保証できない場合には「差引き法による利用可能炭水化物」の収載値を用いる．その場合，エネルギー換算係数は4 kcal/gを用いる．なお，計算に利用された利用可能炭水化物の収載値は，右肩に「」が付けられて明示されている．

3.5 | 食品成分表の使い方

　食品成分表は，われわれが日常的に摂取する食品に含まれる栄養素の量を推定するために不可欠である．食品成分表は表3.8に示したとおりさまざまな分野で活用されている．行政の分野で代表的なものは厚生労働省が毎年11月に実施している「国民健康・栄養調査」である．全国約5,000世帯を対象に実施され，このうち約3,500世帯の約8,000人が，1日間の食事記録法による食事調査に協力している．厚生労働省では，本調査結果をもとに国民の1日あたりの平均エネルギー摂取量ならびに栄養素摂取量を発表している．食事記録に記載された食品ごとに，食品成分表に掲載されている栄養素量を当てはめることで，個人ならびに国民全体のエネルギー摂取量ならびに栄養素摂取量が算出されている．

　健康増進法に基づき定められている「日本人の食事摂取基準」（以下：食事摂取基準）においても，食品成分表が活用されている．食事摂取基準は5年ごとに見直しがなされており，国民の健康の維持・増進のために摂取することが望ましいエネルギーおよび栄養素量が示されている．たとえば，学校給食や病院給食などで，この食事摂取基準を満たすように献立が作成されている．献立作成の際には，それぞれの料理を構成する食品に含まれる栄養素量を考慮する必要があり，そのために食品成分表が活用されている．

　生活習慣病予防のための健康づくりという観点で作成された「食生活指針」，「食事バランスガイド」，『日本人の長寿を支える「健康な食事」の普及について』で示された「生活習慣病予防その他の健康増進を目的として提供する食事の目安」でも，食品成分表が活用されている．たとえば，「生活習慣病予防その他の健康増進を目的として提供する食事の目安」では，1食あたりの主食・主菜・副菜の目安が示されている（表3.9）．主食では1食あたりの穀類由来の炭水化物量が，主菜では魚介類，肉類，卵類，大豆・大豆製品由来のタンパク質量が示されている．これら

表3.8　食品成分表の活用法

行政	保健・医療・福祉	民間企業	教育
・国民健康・栄養調査（厚生労働省） ・日本人の食事摂取基準（厚生労働省） ・食品表示基準（消費者庁） ・学校給食摂取基準（文部科学省） ・食生活指針（文部科学省・厚生労働省・農林水産省） ・食事バランスガイド（厚生労働省・農林水産省） ・日本人の長寿を支える「健康な食事」の普及について（厚生労働省） ・食料需給表（農林水産省）	・病院給食の献立作成 ・福祉施設や介護施設での給食の献立作成 ・栄養相談や栄養指導 ・食事評価	・職場給食の献立作成 ・外食，そう菜などの栄養表示	・学校給食の献立作成 ・食育 ・家庭科，理科 ・栄養学，医学，農学，水産学，畜産学

	一般女性や中高年男性で，生活習慣病の予防に取り組みたい人向け：650 kcal 未満	一般男性や身体活動量の高い女性で，生活習慣病の予防に取り組みたい人向け：650～850 kcal
主食（料理 I）の目安	穀類由来の炭水化物は 40～70 g	穀類由来の炭水化物は 70～95 g
主菜（料理 II）の目安	魚介類，肉類，卵類，大豆・大豆製品由来のタンパク質は 10～17 g	魚介類，肉類，卵類，大豆・大豆製品由来のタンパク質は 17～28 g
副菜（料理 III）の目安	緑黄色野菜を含む 2 種類以上の野菜（イモ類，キノコ類・海藻類も含む）は 120～200 g	緑黄色野菜を含む 2 種類以上の野菜（イモ類，キノコ類・海藻類も含む）は 120～200 g
牛乳・乳製品，果物の目安	牛乳・乳製品および果物は，容器入りあるいは丸ごとで提供される場合の 1 回提供量を目安とする．牛乳・乳製品：100～200 g または mL（エネルギー 150 kcal 未満[*1]）果物：100～200 g（エネルギー 100 kcal 未満[*1]）	
料理全体の目安[*2]	〔エネルギー〕 ○料理 I，II，III を組み合わせる場合のエネルギー量は 650 kcal 未満 ○単品の場合は，料理 I：300 kcal 未満，料理 II：250 kcal 未満，料理 III：150 kcal 未満 〔食塩〕 ○料理 I，II，III を組み合わせる場合の食塩含有量（食塩相当量）は 3 g 未満（当面 3 g を超える場合は，従来品と比べ 10％以上の低減） ○単品の場合は，食塩の使用を控えめにすること（当面 1 g を超える場合は，従来品と比べ 10％以上の低減） 注）不足しがちな食物繊維など栄養バランスを確保する観点から，精製度の低い穀類や野菜類，イモ類，キノコ類，海藻類など多様な食材を利用することが望ましい	〔エネルギー〕 ○料理 I，II，III を組み合わせる場合のエネルギー量は 650～850 kcal 未満 ○単品の場合は，料理 I：400 kcal 未満，料理 II：300 kcal 未満，料理 III：150 kcal 未満 〔食塩〕 ○料理 I，II，III を組み合わせる場合の食塩含有量（食塩相当量）は 3.5 g 未満（当面 3.5 g を超える場合は，従来品と比べ 10％以上の低減） ○単品の場合は，食塩の使用を控えめにすること（当面 1 g を超える場合は，従来品と比べ 10％以上の低減） 注）当該商品を提供する際には，「しっかりと身体を動かし，しっかり食べる」ことについて情報提供すること

表 3.9　生活習慣病予防その他の健康増進を目的として提供する食事について（目安）
*1　これらのエネルギー量は，650 kcal 未満，または 650～850 kcal に含めない．
*2　エネルギー，食塩相当量について，見えやすいところにわかりやすく情報提供すること
［厚生労働省 HP，日本人の長寿を支える「健康な食事」の普及について，2015 年 9 月 9 日］

はすべて，食品成分表に基づいて算出されている．

　保健・医療・福祉の分野でも，食品成分表は活用されている．生活習慣病のリスクを有する者や，肥満や高血圧，糖尿病など管理栄養士による栄養指導が必要な疾患を有する者では，日常的に摂取しているエネルギーや栄養素の量を把握するために，**食事評価**が行われる．このときに，管理栄養士は食事記録などからエネルギーや栄養素の摂取量を推定するために，食品成分表を用いる．また，ここから得られた食事評価結果に基づいて，食生活改善のための計画を立案し，具体的な助言を行う．また，高齢者を対象とした介護施設などでも，適正な栄養摂取を維持するための給食の献立作成のために活用されている．

　このほかに，子どもたちへの食育や家庭科や理科などの教科学習，そして栄養学・医学・農学・水産学・畜産学などの研究分野においても活用されている．

　食品の**栄養成分表示**は，食品表示法に基づき，消費者が食品を安全に摂取し，自主的かつ合理的に食品を選択するため記載された**食品表示基準**の 1 つである．消費者は，栄養成分表示を見ることを習慣化することで，安全な，また適切な食品選択や栄養成分の過不足の確認などに役立てることができる．表示値を得る方法として，実際に行って得た分析値以外に計算値を用いることができる．計算値は，公的なデータベースとして，食品成分表の最新版を利用することができる．ただし，その数値は，あくまで標準的な成分値であり，個別の原料における栄養

成分含量とは異なるため，計算によって得られた数値が実際の値とは異なること
に留意する．

3.6 食品成分表利用上の注意すべき事項

　食品成分表には，ふだんはあまりなじみのない言葉やルールがある．栄養価計
算は，食品成分表の成分値に基づいて算出するが，実際に計算しようとするとさ
まざまな問題にぶつかる．食品成分表を活用するうえでの注意点とよくある間違
いについて解説する．

A. 成分値は食べられる部分の値

　食品成分表の成分値は，食品の食べられる部分（可食部）の値である．栄養価計
算の食品の重量は皮や種，内臓，殻などの食べない部分を除いたあとの重量を用
いる．食品成分表には，廃棄率として通常の食習慣において廃棄される部分を食
品全体あるいは購入形態に対する重量の割合（％）で示し，備考に廃棄部位などが
記載されている．

B. 「生」と「ゆで」で栄養成分は変わる

　食品成分表の食品名には，生やゆでなどの項目がある．「生」とは食品が生の状
態の値で，「ゆで」とはゆでたあとの値である．ビタミン・ミネラル類などの栄養
成分には，加熱により変化したり，湯に溶け出したりするものがあるので，生と
ゆでで成分値が変わることがある．また，加熱すると食品の量（かさ）も変わる．
ゆでは生100 gをゆでたものではなく，ゆでたあとの状態で100 gあたりの値
であるので，同じ100 gでも生とゆで状態の食品の量がかなり違う場合もある．

C. 「国産牛」を使った場合は，成分表の「和牛肉」ではなく，一般的に「乳用肥育牛肉」の値を用いる

　牛肉は「和牛肉」「乳用肥育牛肉」「交雑牛肉」「輸入牛肉」が掲載されているが，和
牛肉は黒毛和種や銘柄牛の肉，交雑牛肉は，和牛と乳牛の交雑によって生まれた
雄牛肉のことで，交雑種はF1牛（一代雑種牛）とも呼ばれ，国産牛に分類されるが，
交雑種と表示されている．輸入牛肉はアメリカやオーストラリアから輸入された
牛肉になる．乳用肥育牛肉は乳用牛のことであるが，「国産牛」という表示で販売
されていることが多い．銘柄表示のない「国産牛」の肉は，「乳用肥育牛肉」の可能
性が高く，その値を計算に用いるのが妥当である（表3.10）．

表 3.10　食品成分表での選択
＊若どりのほかに「親」が収載されている．採卵期間を終えた採卵用鶏の肉のことをさす．

一般の食品表示			「食品成分表」での食品名
牛肉	黒毛和種・銘柄牛	→	うし（和牛肉）
	交雑種牛	→	うし（交雑牛肉）
	国産牛	→	うし（乳用肥育牛肉）
	アメリカ産牛肉	→	うし（輸入牛肉）
	オーストラリア産牛肉	→	うし（輸入牛肉）
豚肉	一般に流通している豚肉	→	ぶた（大型種肉）
	バークシャー種（市販通称名：黒豚）	→	ぶた（中型種肉）
鶏肉	一般に流通している鶏肉（ブロイラー・地鶏）	→	にわとり（若どり＊）

D. 豚肉は一般に「大型種肉」の値を用いる

市販されている豚肉の多くは大型種の交雑種である．中型種肉として分類されるのは，バークシャー種（市販通称名：黒豚）のことである．黒豚という表示のない肉は，「大型種肉」の値を計算に用いるのが妥当である（表3.10）．

E. 鶏肉は「若どり」の値を用いる

一般に市場で流通する鶏肉は食肉用に飼育されたブロイラーや地鶏であるため，肉にするとき成鶏とはいわない．「親」はかたいので，一般には加工肉やスープの原料に利用される．骨の肉離れがよいので，水炊きなどに「親」を用いることもあるが，「若どり」の値を計算に用いるのが妥当である（表3.10）．

F. 豚かつ用肉などの脂身を取り除いた場合，肉の種類や部位に関係なく，厚みある脂肪を取り除いたものは，「皮下脂肪なし」の値を用いる

肉は種類や部位にもよるが，牛や豚の多くで「脂身つき」「皮下脂肪なし」「赤肉」「脂身」の成分値が掲載されている．「脂身つき」は，皮下脂肪も筋間脂肪もついた肉，「皮下脂肪なし」は，皮下脂肪は除き，筋間脂肪は含む肉，「赤肉」は皮下脂肪も筋間脂肪も除いた肉のことである．通常調理で除くのは「皮下脂肪」なので，脂身を除いた肉のときは「皮下脂肪なし」の値を用いる．私たちの食生活の中で，通常「赤肉」だけを食べることはないと考えるのが妥当である＊（図3.2）．

G. 茶は「浸出液」の値を用いる

茶や紅茶には，「茶葉」と「浸出液」の項目がある．「茶葉」は茶葉そのものをさし，飲料としての茶や紅茶は「浸出液」にあたる．コーヒーは「浸出液」「インスタントコーヒー」「コーヒー飲料」が掲載されている．インスタントコーヒーは，飲料ではなくインスタントコーヒー粉末のことをさす．

＊　「さし」といわれる筋線維間の脂肪組織（筋肉内脂肪組織）は，「赤肉」の一部として扱っている．

図 3.2　肉類の皮下脂肪，筋間脂肪，赤肉の模式図

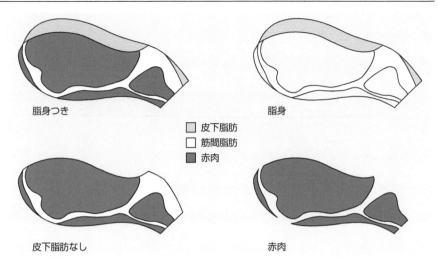

脂身つき

脂身

☐ 皮下脂肪
☐ 筋間脂肪
■ 赤肉

皮下脂肪なし

赤肉

H.　食品成分表に掲載されていない食品

　食品成分表に掲載されていない食品は類似の食品の値を用いるのが妥当である．たとえば，「クミン」は「カレー粉」の値が代用される場合がある．特定の市販品の場合は，商品に表示されている成分値を使う．製造元の多くは，その商品の食品成分を分析している．表示がなくても，問い合わせると答えてくれるところが多くある．また，類似の料理のレシピを利用する方法もある．たとえば既製のチョコレートケーキは，お菓子作りの本などからチョコレートケーキのレシピを探し，そのレシピにある食材と使用量を参考にして値を計算することができる．

> **問題**　「日本食品標準成分表 2020 年版（八訂）」の成分値についての記述である．誤りはどれか．［創作問題］
> (1) 1食品1標準成分値を原則として収載されている．
> (2) 食品 100 g 当たりの重量で示されている．
> (3) 「脂肪酸のトリアシルグリセロール当量」が収載されている．
> (4) エネルギーは kcal と kJ の両方の値が収載されている．
> (5) 利用可能炭水化物の値として 3 種類の値が収載されている．

4. 食品成分

4.1 水分

食品には，主要な成分の1つとして水が含まれている．食品の種類によって含まれる水分の量は異なっている．野菜類のように水分含量の高い食品がある一方で，穀物粉 (小麦粉など) や乾燥海藻類 (コンブ，ワカメなど) のように，いわゆる乾物と呼ばれるような水分含量の低い食品がある．このように食品においては水分の量およびその存在状態がそれぞれ特有であり，このために各食品は水に関連して固有の性質を発現する．また，食品の保存性とも大きく関係する．

A. 水の性質

水は，酸素1原子と水素2原子とが共有結合してできた化合物である．水分子の構造は，酸素を中心として折れ曲がった構造をしている (図4.1)．水分子中では，酸素原子は電子を引き付ける力 (電気陰性度という) が大きく，一方，水素原子の電気陰性度は小さい．このために，酸素と水素が結合してできた水分子内では，電子が酸素原子に偏っており，一方，水素原子内では電子が希薄となって，電子の分布に電子が希薄な部分 ($\delta+$) と電子が密に存在している部分 ($\delta-$) の偏りができた分子 (極性分子という) となる．このために，水分子は，塩化ナトリウムのように

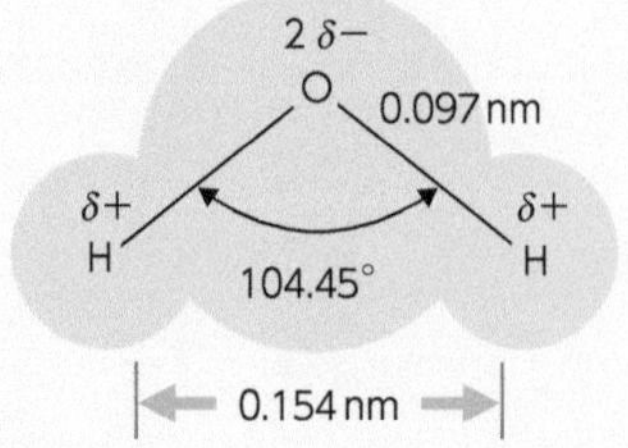

図 4.1 水分子の構造

$$2\,\delta-$$
O 0.097 nm
$\delta+$ H   H $\delta+$
104.45°
← 0.154 nm →

水中内で(+)と(−)イオンに分かれる塩類や，アミノ酸のように1つの分子が(+)部分と (−) 部分の両方部分に分かれるような極性分子（多くの生体成分や食品成分など）をよく溶かす作用を示す．このような多くの物質を溶かす性質が水の重要な性質の1つである．このほかに，水には4℃付近で密度が最大になること，0℃で密度が最小になること，ならびに比熱や気化熱が他の物質に比べて大きいことなど，さまざまな特有の性質が見られる．

B.　水の生理学的性質

私たちは毎日飲食物から約2.2 Lの水を摂取し，また体内では，栄養素の代謝によって約0.3 Lの水が生じ，合計2.5 L程度の水が利用されている．一方，尿から1日約1.5 L，そのほか（不感蒸泄，便など）から約1 Lの水が排泄されている．水は種々の物質を溶かすことによって，私たちの体細胞内において種々の酵素反応の場を提供している．また，血液の成分として，栄養素や不要成分の運搬を担っている．前述のように水は比熱や気化熱が大きく，このような特性が反映されて体温の調節が行われている．

C.　食品中の水分の測定方法

食品の水分含量は，通常，乾燥法（正確には常圧乾燥法という）によって求められる．この方法では，食品を秤量瓶（あらかじめこれの質量を測定しておく）と呼ばれるガラス容器に入れ，これを一定温度（通常105℃）の恒温器に入れて，水を蒸発させ，乾燥の前後の秤量瓶の質量の差（蒸発した水の量）から水分含量を求める．揮発成分や熱に不安定な成分などを多く含むような食品ではこの方法は不向きなので，減圧で温度を低くして測定する減圧乾燥法が用いられる．そのほか，食品中の水分の測定方法には，赤外線水分計を用いる方法や，カールフィッシャー法などがある．「日本食品標準成分表」では，常圧乾燥法，減圧乾燥法などがおもに用いられている．

D.　食品中の水─自由水・結合水と水分活性

食品中の水は，食品中の他の成分との結合の状態から，結合水と自由水とに分けて考えることができる．結合水は，水素結合などを介して，タンパク質や糖質などの食品成分と結合している水のことをいう．一方，自由水は，そのような他の食品成分と結合していない遊離の水をいう．食品における水に関しては水分活性と呼ばれる重要な概念がある．水分活性(A_w)は，次の式で示される．

水分活性(A_w)＝食品の蒸気圧/純水の蒸気圧

すなわち，水分活性とは，一定の温度下で，純水と食品とをそれぞれ別々の密閉容器内に入れて平衡になったときのそれぞれの蒸気圧の割合である．食品の蒸

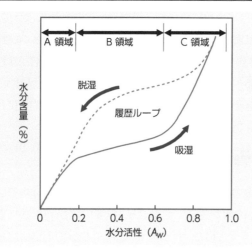

図 4.2　食品の等温吸湿脱湿曲線

気圧は自由水に基づいており，食品中に自由水のほうが結合水に比べて相対的に多く含まれていると，蒸気圧が高くなって水分活性は大きくなる．自由水が減少して結合水が相対的に増えると，水分活性は低下する．水分活性は 0 ～ 1 の間の値をとり，純水の水分活性は 1 である．このように，水分活性は，食品中の結合水と自由水との相対的な存在割合を示す尺度になる．

　食品の水分含量は，食品が置かれた環境の湿度に応じて変化する．多湿の状態に置くと水分の吸収（吸湿）が起こり，逆に少湿の状態に置くと水分の放出（脱湿）が起こる．一定の温度における食品の水分含量と水分活性との関係を図示したものを等温吸湿脱湿曲線という（図4.2）．図4.2 に見られるように，乾燥した食品が吸湿する場合と，多水分の食品が脱湿する場合とでは，異なるプロセスを経る（これは履歴現象と呼ばれる）．また，食品に対する水の吸着現象は，一般に A 領域，B 領域および C 領域とに分けられる．すなわち，乾燥した食品が吸湿していく過程では，はじめに水が単分子層の形で食品成分に結合する現象が起こり（A領域，結合水にあたる），次いで，水が数層からなる多層の形となって吸着していく（B領域，結合水と自由水との中間的状態），さらに吸湿が進むと，水が遊離の形で存在する（C領域，自由水にあたる）と考えられている．

E.　食品の保存・加工と水分活性

　食品を保存すると，微生物や，酵素，光などの作用によって，腐敗，酸敗，褐変などさまざまな変化が起こる．このような食品における諸変化と水分含量との間には直接的な関係が見られないが，水分活性との間には密接な関係のあることが知られている（図4.3）．したがって，食品における水を理解するには，水分活性という概念が重要となる．図4.3 に示されているように，微生物の増殖は，一

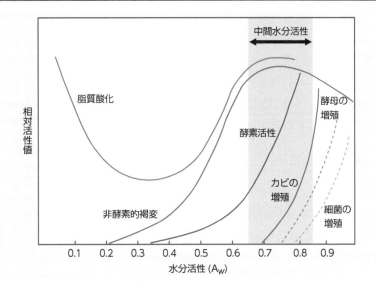

図 4.3　食品の諸変化と水分活性との関係

般に水分活性が0.65以下になると起こらない．また，種々の酵素活性，非酵素的褐変（アミノカルボニル反応など）などの変化も水分活性の低下とともに低下する．脂質の酸化は水分活性が低下すると起こりにくくなるが，水分活性が極めて低い状態（0.3程度以下）になると逆に上昇する現象が見られる．このように，水分活性は食品における種々の変化と密接に関係している．

　水分活性が適度に低い状態は食品の保存に適当な条件であり，このような状態にある食品を**中間水分食品**（水分活性が0.65～0.85，水分含量10～40％の範囲）という．食塩を用いる塩蔵や，砂糖を用いる糖蔵という保存方法が古くから行われており，食塩や砂糖を用いて食品中の自由水の量を低下させて結合水を増加させることにより，中間水分食品を製造するものである．このような伝統的な食品の保存技術は，食品の保存の点から優れた技術である．みそ漬，佃煮や奈良漬などの食品加工技術も，同様に水分活性を低下させる伝統的な加工技術である．

F.　食品の冷凍・冷蔵と水

　食品を保存するのに，冷凍や冷蔵が行われる．水の温度を低下させて凍結させると，氷（氷結晶）が形成される．水分子の特徴として，凍結して氷に変化すると体積が増大して，密度が小さくなる性質がある．食品中の水についても同じことが起こり，食品中の水が凍結すると体積が増大する．このようにしてできた氷結晶が食品の組織を破壊することがしばしば起こる．食品の組織が破壊されると，食べたときの咀嚼感が悪くなる．また，肉類などを凍結した場合，それを解凍するときに液汁（ドリップという）ができ，味や栄養の面での損失が起こる．－1～－5℃の温度帯で最も大きな氷結晶が生成され，この温度帯を**最大氷結晶生成帯**

という．したがって，この温度帯をすみやかに通過させると，大きな氷結晶ができないので，味や栄養面での損失や食感を損なうことなく食品を保存することができる．このような保存方法を急速冷凍法という．最近は，パーシャルフリージングと呼ばれる保存方法がある．これは−3℃付近で，冷蔵と冷凍の中間のような保存方法であり，この温度では氷結晶が部分的にしかできず，かつ温度が低いので鮮度よく食品を保存することができ，鮮魚などの保存に適している．

G. 水のおいしさ

水のおいしさはさまざまな因子が関係していると考えられている．たとえば，酸素，二酸化炭素などの溶存気体，硬度(カルシウム，マグネシウムの金属イオンの濃度)，その他の溶存イオン (塩化物イオン，硫酸イオンなど)，過マンガン酸カリウム消費量 (有機物量を示す)，pH，温度などがあげられる．

問題　食品の水分活性についての記述である．誤りはどれか．
　　[平成 26 年度栄養士実力認定試験第 11 回問題 25]
(1) 食品中の水分の存在状態を示す指標として，水分活性が用いられる．
(2) 微生物による食品の変質を防ぐには，水分活性を下げる必要がある．
(3) 伝統的な佃煮，塩辛，ジャムは，中間水分食品である．
(4) 水分活性を低下させると，酵素活性も低下する．
(5) 水分活性が 0.2 以下では，脂質の酸化はおこらない．

4.2　タンパク質

タンパク質は食品に含まれる主要な栄養素の一つである．食品は基本的には生物体そのものであるため，食品におけるタンパク質成分は生物の体構成成分として，筋肉 (アクチン，ミオシン) や酵素，ホルモンとして働いたり，種子の中では貯蔵タンパク質などとして存在している．これらは生命現象で重要な機能を果たしている．生物が生きている状態ではそれらの生体内でタンパク質は固有の立体構造を維持し，特異的な機能を発揮している．しかし，食品として加熱などの加工・調理処理を受けることで構造が変化し，生物活性を失った変性状態となる．一般的に，このように変性することで，ヒトにとっては消化しやすくなり，体内の消化酵素によって分解されてアミノ酸やジペプチド，トリペプチドとなって吸収される．

タンパク質はアミノ酸がペプチド結合によって結合した高分子化合物である. また, アミノ酸が数個～数十個結合したものをペプチドといい, さらに多くのアミノ酸が結合したものをポリペプチドという. アミノ酸が100個程度以上結合した場合は, タンパク質と呼ばれるが, 厳密な定義はない.

アミノ酸やペプチドは未加工の食品にも存在しているが, 加工や発酵などの過程でタンパク質から生成することもある. ここではアミノ酸, ペプチド, タンパク質について構造や性質について説明する.

A. アミノ酸

a. アミノ酸の構造と種類

アミノ酸は1分子中に塩基性の**アミノ基**（－NH$_2$基）と酸性の**カルボキシ基**（－COOH基）とをもち, 一般的に図4.4のような構造をしている. ただし, プロリンやヒドロキシプロリンはアミノ基のかわりにイミノ基（⊃NH基）をもつ. カルボキシ基と結合している炭素をα炭素という. α炭素にアミノ基が結合している場合をα–アミノ酸といい, 通常のタンパク質を構成しているアミノ酸はこのα–アミノ酸である. α炭素の隣の炭素（β炭素）にアミノ基が結合している場合はβ–アミノ酸, その隣の炭素（γ炭素）にアミノ基が結合している場合はγ–アミノ酸と呼ぶ. β–アミノ酸はβ–アラニン以外では天然には稀である. γ–アミノ酸にはγ–

図4.4 アミノ酸の構造
C:炭素, H:水素, N:窒素, O：酸素, R：側鎖
［大槻耕三, 食品学総論第2版（辻英明ほか編）, p.24, 講談社（2007）］

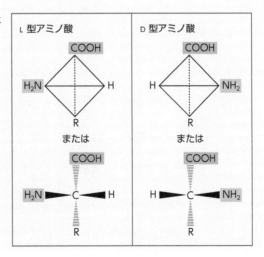

アミノ酪酸（GABA）が知られている．

α-アミノ酸のα炭素の結合の手は空間的に正四面体の各頂点方向にあり，この4つの手にはカルボキシ基のほかにアミノ基，水素，側鎖（R）と，それぞれ異なった基が結合しており，不斉炭素となっている．そのため，図4.4に示すようなL型，D型の鏡像異性体（光学異性体ともいう）が存在する（ただし，側鎖が水素であるグリシンは除く）．天然に存在するアミノ酸は一部の例外を除きほとんどの場合L型である．

一般的にタンパク質を構成するアミノ酸は20種類存在し，グリシンを除きすべてL型である．その性質からさまざまに分類することが可能である．最も一般的な分類としては，側鎖の構造や化学的性質によって分類するもので，中性アミ

GABA : γ-amino-butyric acid

表4.1 天然タンパク質に含まれるアミノ酸
注：赤字は不可欠（必須）アミノ酸である．構造式中Sは硫黄．
*1 コラーゲンやゼラチンに含まれる．
*2 イミノ酸のプロリンと4-ヒドロキシプロリンは全構造が示してある．
［大槻耕三，食品学総論第2版（辻英明ほか編），p.25，講談社（2007）］

一般式

L-α-アミノ酸

カルボキシ基 ········ COOH
アミノ基 ········ H₂N▶C◀H
側鎖 ········ R

	名称 3文字表記［1文字表記］	−R	等電点 pI
中性アミノ酸（モノアミノモノカルボン酸）	グリシン Gly [G]	−H	5.97
	アラニン Ala [A]	$-CH_3$	6.00
	セリン Ser [S]	$-CH_2OH$	5.68
	トレオニン（スレオニン） Thr [T]	$-CH-CH_3$ OH	6.16
	バリン Val [V]	$-CH-CH_3$ CH₃	5.96
	ロイシン Leu [L]	$-CH_2CH$ CH₃ CH₃	5.98
	イソロイシン Ile [I]	$-CH$ CH₃ CH₂CH₃	6.02
酸性基または酸アミドを含む	アスパラギン酸 Asp [D]	$-CH_2COOH$	2.27
	アスパラギン Asn [N]	$-CH_2CONH_2$	5.41
	グルタミン酸 Glu [E]	$-CH_2CH_2COOH$	3.22
	グルタミン Gln [Q]	$-CH_2CH_2CONH_2$	5.65

	名称 3文字表記［1文字表記］	−R	等電点 pI
塩基性基を含む	リシン（リジン） Lys [K]	$-(CH_2)_3CH_2NH_2$	9.74
	ヒドロキシリシン（オキシリシン）*1 Hyl	$-CH_2CH_2CHCH_2NH_2$ OH	8.64
	アルギニン Arg [R]	$-(CH_2)_3NH-C$ NH NH₂	10.76
	ヒスチジン His [H]	$-CH_2-C$ CH N NH C	7.59
芳香環を含む	トリプトファン Trp [W]	$-CH_2$	5.89
	チロシン Tyr [Y]	$-CH_2$-◯-OH	5.66
	フェニルアラニン Phe [F]	$-CH_2$-◯	5.48
イミノ酸*2	プロリン Pro [P]	N-COOH H	6.30
	4-ヒドロキシプロリン*1 Hyp	HO N-COOH H	5.83
硫黄を含む	システイン Cys [C]	$-CH_2-SH$	5.07
	シスチン Cys–Cys [C–C]	$-CH_2S-SCH_2-$	4.60
	メチオニン Met [M]	$-CH_2CH_2SCH_3$	5.74

表 4.2 タンパク質を構成しないが特徴的なアミノ酸

表 4.2 タンパク質を構成しないが特徴的なアミノ酸
＊タウリンもアミノ酸として記載されていることがあるが，カルボキシ基を持たず，スルホン酸基を有するため通常はアミノ酸には分類されない．

オルニチン	尿素回路の中間体	
シトルリン	尿素回路の中間体	
テアニン	緑茶のうま味成分．リラックス作用も報告されている	
カナバニン	ナタマメに含まれる	
クレアチン	筋肉中に含まれる	
β–アラニン	カルノシンやアンセリンなどの構成分子として筋肉中に含まれる	
γ–アミノ酪酸（GABA）	神経伝達物質	
サルコシン（N–メチルグリシン）	ある種の抗生物質に含まれる	
イボテン酸	テングタケなどに含まれる毒成分	

オルニチン
$H_2N-C(CH_2)_3NH_2$ （COOH, H）

シトルリン
$H_2N-C(CH_2)_3NHCNH_2$ （COOH, H, O）

テアニン
$H_2N-C(CH_2)_2CNHCH_2CH_3$ （COOH, H, O）

カナバニン
$H_2N-C(CH_2)_2ONHC\begin{smallmatrix}NH\\NH_2\end{smallmatrix}$ （COOH, H）

クレアチン
$HOOC-CH_2-N-C\begin{smallmatrix}NH\\NH_2\end{smallmatrix}$ （CH_3）

タウリン＊
$HO_3SCH_2CH_2-NH_2$

ノ酸，酸性アミノ酸，酸性アミノ酸のアミド型アミノ酸，塩基性アミノ酸，芳香環を有する芳香族アミノ酸，イミノ酸，側鎖に硫黄を含む含硫アミノ酸などに分類できる（表4.1）．中性アミノ酸のうち，バリン，ロイシン，イソロイシンはその側鎖の構造上の特徴から，**分枝アミノ酸**（分枝鎖アミノ酸ともいう）と呼ばれる．また栄養学的な観点から，タンパク質を構成するアミノ酸は体内で合成できず食事より摂取する必要のある**不可欠（必須）アミノ酸**と，体内で合成できる**可欠（非必須）アミノ酸**に大別できる．これらのアミノ酸がさまざまな順序で結合することによりさまざまなタンパク質が生成される．また，天然にはタンパク質に含まれないが特徴的な機能を有するアミノ酸が存在している．表4.2にその代表的なものを示す．

b．アミノ酸の性質

　アミノ酸を水に溶かしたとき，その水溶液のpHによって図4.5（A）のように解離し，さまざまなpH条件下で陽イオンや陰イオン，両性イオンとなる．このような性質をもつ物質を両性電解質という．また酸やアルカリで滴定すると（B）のような曲線が得られ，(C)のような関係式が得られる．あるアミノ酸分子のプラ

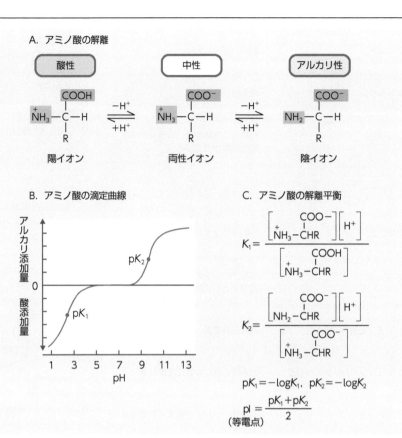

図 4.5 アミノ酸の解離，滴定曲線と等電点
［大槻耕三，食品学総論 第 2 版（辻英明ほか編），p.26，講談社（2007）］

ス荷電とマイナス荷電が同数となり，分子全体で電荷的に中性となるときのpH
をそのアミノ酸の**等電点**（isoelectric point：pI）といい，アミノ酸の種類によって
異なる．アスパラギン酸やグルタミン酸などの酸性アミノ酸の場合，pIは3前後
になり，アルギニンやリシンなどの塩基性アミノ酸のpIは10前後となる．中性
アミノ酸のpIは6付近となる．一般的にアミノ酸はイオンになるので水に溶け
やすく，有機溶媒には溶けにくい．特に側鎖にヒドロキシ基やイオン性の官能基
を有するものは水に溶けやすいが，バリンやトリプトファン，ロイシン，イソロ
イシンなどの疎水性の側鎖を有するものは水に溶けにくい．

　側鎖に芳香環をもつチロシン，トリプトファン，フェニルアラニンは紫外域（波
長280 nm付近）で光吸収性を示し，これらを含むペプチドやタンパク質もまた光
吸収性を示すため，それらの検出や定量にこの性質が利用される．

　アミノ酸の種類によって側鎖の構造が異なるため，アミノ酸の分子量もさまざ
まな値となる．グリシンは分子量75で，トリプトファンは204となる．20種類
のアミノ酸の分子量の平均値は約137である．

c. アミノ酸の味

　アミノ酸にはそれぞれ固有の味があり，濃度や鏡像異性体によっても呈味性が

変化する．一般に，グリシンやアラニンは甘い．また L 型のバリン，ロイシン，イソロイシン，メチオニン，ヒスチジン，リシン，アルギニン，フェニルアラニン，トリプトファンなどは苦みを呈するが，D 型の場合は甘みをもつ．L 型のグルタミン酸のナトリウム塩（グルタミン酸ナトリウム；グルタミン酸ソーダ）は昆布のうま味成分として調味料に広く使用されている．酸性のアミノ酸は一般に酸味を呈する．

d. アミノ酸の定性反応

アミノ酸は特有の呈色反応を示す．その反応はアミノ酸のアミノ基に由来するものやカルボキシ基に由来するもの，側鎖に由来するものなどに分類できる．

(1) アミノ基との反応　　ニンヒドリンと反応して青紫色に発色する（ニンヒドリン反応）．ジニトロフェニル（DNP）フルオリドと反応し，黄色の DNP アミノ酸を生成する．フェニルイソチオシアネートと反応して PTH（フェニルチオヒダントイン）アミノ酸となる．この反応はタンパク質のアミノ酸組成やアミノ酸配列を分析する際に応用されている．

(2) カルボキシ基との反応　　HCl 含有無水アルコールと反応してアミノ酸エステルを生成する．アミノ酸エステルはアンモニア含有アルコール中でアミノ酸アミドとなる．

(3) 側鎖との反応　　チロシンに硝酸水銀を加えて加熱すると赤褐色になる（ミロン反応）．ヒスチジンやチロシンはジアゾベンゼンスルホン酸と反応して炭酸ナトリウムの存在下で赤色となる（パウリ反応）．アルギニンは α-ナフトールと次亜塩素酸ナトリウムにより赤紅色の呈色反応を示す（坂口反応）．

B. ペプチド

2 個以上のアミノ酸がペプチド結合したものをペプチドという．ペプチド結合はアミノ酸のカルボキシ基と，別のアミノ酸のアミノ基との間で水分子が取れて（脱水反応）結合したものである．

ペプチドは，その結合したアミノ酸の数によってよび方が異なる．2 個，3 個のアミノ酸からなるものをそれぞれ**ジペプチド**，**トリペプチド**という．10 個程度までのアミノ酸からなるペプチドは**オリゴペプチド**（オリゴは少数の意味）という．多数のアミノ酸が結合したものをポリペプチドというが，具体的なアミノ酸の数は研究者間でも統一されていない．一般にアミノ基末端（N 末端）側を左側に記載し，右側へとペプチド結合を続けてゆく．右端はカルボキシ末端（C 末端）となる．ペプチドとしては天然に存在するものや人工合成したもの，消化の過程でタンパク質分解酵素の働きで生成したものなどが知られている．

a. 天然に存在するペプチド

生物体内には，さまざまなペプチドが存在し，多様な生理機能を発揮している．

DNP : 2,4-dinitro-phenyl
PTH : phenylthio-hydantoin

		表 4.3 主要なペプチドホルモンとその働き CCK：cholecysto-kinin, PTH：para-thormone, GLP-1：glucagon-like peptide-1, GIP：gastric inhibitory polypeptide
インスリン	血糖値低下作用	
グルカゴン	アミノ酸代謝調節作用，血糖値上昇作用	
セクレチン	膵液分泌促進	
ガストリン	胃酸分泌促進	
アンジオテンシンⅡ	血圧上昇作用	
バソプレシン	抗利尿作用，血圧上昇作用	
コレシストキニン（CCK）	膵液や胆汁の分泌促進	
ソマトスタチン	成長ホルモン分泌抑制	
グレリン	胃から分泌され，摂食亢進作用	
パラトルモン（PTH）	血中カルシウム濃度を上昇させる	
GLP-1（グルカゴン様ペプチド1）	血糖値依存的なインスリン分泌促進作用 （GIP とともにインクレチンと総称される場合がある）	

グルタミン酸，システイン，グリシンの3つのアミノ酸からなる**グルタチオン**（還元型：GSH，酸化型：GSSGと略記される）は細胞内に多量に存在するトリペプチドで，システインに含まれるチオール基（SH基）が酸化還元や解毒作用，ある種の酵素の活性化などに重要な役割を果たしている．グルタチオンはまた，こく味と呼ばれる特有の味覚増強作用があり，調味料としての可能性も示唆されている．また生体内で重要な働きをするペプチドとしては，各種ペプチドホルモンが挙げられる．生体内で生成するペプチドホルモン類の多くは前駆体タンパク質として生合成され，部分分解（プロセシング）を受けて最終的に成熟型のペプチドとなる．主要なペプチドホルモンについて表4.3にまとめた．

GSH：glutathi-one-SH
GSSG：glutathi-one-S-S-glutathi-one

　食肉中にはカルノシン（β-アラニル-L-ヒスチジン）やアンセリン（β-アラニル-1-メチル-L-ヒスチジン）といったジペプチドも存在し，抗酸化作用を発揮している．微生物が合成する，ある種の抗生物質や抗菌物質のなかにはペプチドのものも多い．

b. 人工合成ペプチド

　アスパルテーム（α-L-アスパルチル-L-フェニルアラニンメチルエステル）は砂糖の180倍の甘さを有するペプチド性の人工甘味料であり，現在広く使用されている．ほかにも塩味ペプチドとして食塩のような味を示すオルニチル-β-アラニン，オルニチルタウリンなども合成されている．特殊なアミノ酸を環状に結合させた人工環状ペプチドなどは創薬の素材として注目されている．

C.　タンパク質

　タンパク質は分子量が約1万以上の**ポリペプチド**で，それぞれ固有のアミノ酸配列を有している．そのアミノ酸のつながり方や2分子のシステインからなるS-S（ジスルフィド）結合などによって固有の立体構造（高次構造）を形成し，タンパク質としての生物学的活性を発現している．この立体構造がいったん破壊される

とその活性は通常失われる．これを**変性**という．

a.　タンパク質の構造の概念（図4.6）

　タンパク質の立体構造はすべて異なり複雑であるが，すべてのタンパク質に共通する基本的パーツに分けることで理解しやすくしようとする考え方が，一次構造，二次構造，三次構造といわれる構造区分である．

(1) 一次構造　　アミノ基末端（N末端）から順にアミノ酸の並び方（アミノ酸配列）をタンパク質の**一次構造**という．

(2) 二次構造　　タンパク質の部分的な立体構造のことを**二次構造**といい，これらは主鎖間の相互作用で局所的に形成される．アミノ酸約3.6残基ごとに一回りするらせん構造（αヘリックス）や，ポリペプチド鎖2本が平行または逆平行に並ぶことでアミノ基の水素原子とカルボキシ基の酸素原子が水素結合を形成してできるβシートなどが知られている．

(3) 三次構造　　二次構造がさらに折りたたまれてできるポリペプチド鎖全体の立体構造のことを**三次構造**という．通常の可溶性タンパク質の場合は分子内部に疎水性のアミノ酸側鎖が集まって疎水的相互作用（疎水結合）によって安定化する．一方，分子表面には親水性のアミノ酸側鎖が露出し水と接しやすくなる．タンパク質の立体構造の形成にはペプチド結合のほかに，システイン残基どうしのS–S結合（架橋）や水素結合（酸素O（$\delta-$）と水素H（$\delta+$）とが引き合う），イオン結合（アミノ酸側鎖の正と負のイオンが引き合う），疎水的相互作用（疎水性の領域が集まろうとする）などがある．これらの結合や相互作用によってタンパク質の固有の立体構造が形成される．

(4) 四次構造　　こうして形成された三次構造をもったポリペプチドが複数会合した構造のことを四次構造という．四次構造を形成するペプチド鎖をサブユニットという．1つのサブユニットからなるタンパク質を単量体（モノマー），2つの場合は二量体（ダイマー），3つの場合は三量体（トリマー），4つの場合は四量体（テトラマー）という．2つ以上の場合はオリゴマーという．同種のポリペプチドのほかにも異種のポリペプチドが会合する場合も多い．たとえば，ヘモグロビンはαとβという2種類のモノマーがそれぞれ2個ずつ会合し$\alpha_2\beta_2$というテトラマーを構成している．

b.　タンパク質の修飾

　リン酸化やメチル化，アセチル化，糖鎖付加，脂肪酸付加などのさまざまな修飾を受ける場合がある．これらを**翻訳後修飾**という．また，タンパク質は，生合成の過程において「シャペロン」と呼ばれる介添えタンパク質の補助などを受けて適正な立体構造を形成する．これらの翻訳後修飾や立体構造の形成は，タンパク質の性質や機能性，局在性などに影響を与える．

　食品タンパク質のなかにも特徴的な修飾を受けたものがある（表4.4参照）．たと

えば，牛乳の主要タンパク質である**カゼイン**では，そのセリン残基の多くがリン酸化を受けており，リン酸化タンパク質となっている（リン酸とエステル結合している）．卵黄のビテリンと呼ばれるタンパク質もリン酸化されている．また大豆などの種子に含まれる貯蔵タンパク質の一部は**糖鎖**が付加されており，その加工特性に影響を与えている．卵白オボムコイドも糖鎖が付加された糖タンパク質である．

図 4.6　タンパク質の構造
［大槻耕三，食品学総論第 2 版（辻英明ほか編），p.28，講談社（2007）］

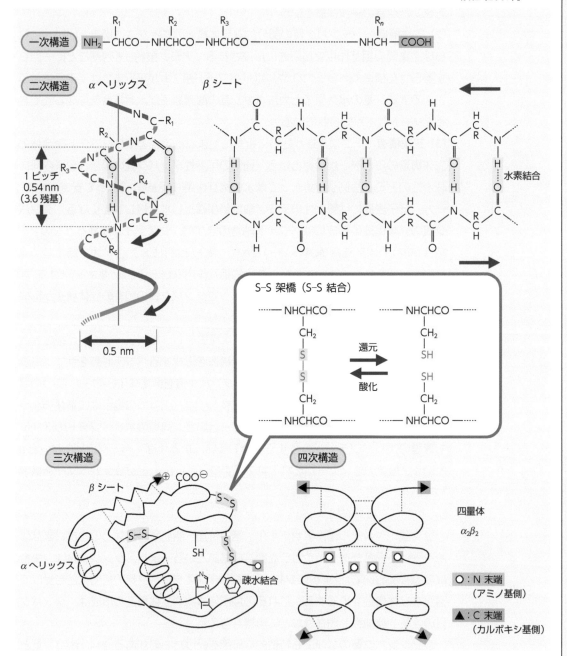

　　　　　　　　　　　　　　　　　　　4.　食品成分

c. タンパク質の変性

タンパク質の高次構造(二次,三次ならびに四次構造)はさまざまな物理的または化学的要因(加熱,凍結,撹拌,乾燥,圧力,電磁波,酸,アルカリ,有機溶媒,界面活性剤,重金属,化学薬品など)によって破壊され,その機能を失う.これを変性といい,通常は不可逆的である.変性したタンパク質は溶解性の低下やゲル化などの物性の変化を引き起こす.また,通常は変性によって消化酵素などのタンパク質分解酵素による分解を受けやすくなる(消化性の向上).

d. タンパク質の分類

タンパク質にはさまざまな種類のものが存在するため,それを正確に分類することは困難である.しかしながら,歴史的にはその構造特性や溶解性などに基づ

表 4.4 タンパク質の分類
[大槻耕三,食品学総論 第 2 版(辻英明ほか編),p.30,講談社(2007)より改変]

	名称	所在	性質
単純タンパク質	アルブミン	卵白アルブミン,小麦ロイコシンなど	水・塩溶液・酸・アルカリに可溶,熱凝固する,硫酸アンモニウム飽和で析出
	グロブリン	卵白グロブリン,乳グロブリン,大豆グロブリン(グリシニン,β-コングリシニンなど)など	酸・アルカリに溶け,塩溶液に可溶,水に不溶,熱凝固する,硫酸アンモニウム半飽和で析出
	グルテリン	小麦グルテニン,米オリゼニンなど	酸・アルカリに可溶,水・塩溶液に不溶,グルテンをつくる
	プロラミン	小麦グリアジン,トウモロコシゼインなど	酸・アルカリ・70〜80%アルコールに可溶,水・塩溶液に不溶
	ヒストン	胸腺,生殖細胞など	水・酸に可溶,熱凝固しない,塩基性タンパク質
	プロタミン	魚の白子など	水・酸・アルカリに可溶,熱凝固しない,塩基性タンパク質
	硬タンパク質	骨,軟骨,皮コラーゲン,毛,ケラチンなど	普通溶媒に不溶,一般的なタンパク質分解酵素では分解されない
複合タンパク質	リンタンパク質	乳カゼイン,卵黄ビテリン,ホスビチンなど	リン酸とエステル結合している,酸性タンパク質
	色素タンパク質	筋肉ミオグロビン,血液ヘモグロビンなど	Fe,Cu などを含む色素と結合している
	糖タンパク質	卵白オボムコイド,唾液ムチンなど	糖類(糖鎖)を含む
	リポタンパク質	卵黄ビテリンなど	レシチン,ケファリンなどの脂質を含む
	核タンパク質	動植物細胞の核,ウイルスなど	核酸とタンパク質の複合体
誘導タンパク質	一次誘導タンパク質:天然タンパク質がわずかに変性したもの		
	ゼラチン	コラーゲンを水と煮沸してつくる,温水に可溶	
	プロテアン	水溶性タンパク質が酸・酵素などで不溶となった	
	メタプロテイン	酸・アルカリによる変性タンパク質	
	凝固タンパク質	熱・紫外線・撹拌・アルコールなどによる	
	二次誘導タンパク質:一次誘導タンパク質からさらに分解されたもの		
	プロテオース	水に可溶,熱凝固しない,硫酸アンモニウム飽和で析出する	
	ペプトン	水に可溶,タンニン酸などで沈殿する	
	ペプチド	アミノ酸が数個結合したもの	

いて表4.4のように分類される．単純タンパク質はアミノ酸がペプチド結合により多数結合したポリペプチドのみからできているものをいう．複合タンパク質は単純タンパク質に非タンパク質性の物質が結合したものであり，結合している成分の種類によって分類できる．誘導タンパク質は弱い変性や部分的な分解を受けたものをいう．

e. タンパク質の性質

各々のタンパク質は，そのアミノ酸組成や配列，立体構造，翻訳後修飾などによって固有の機能を有し，また分子としての諸性質も異なる．しかし，どのようなタンパク質でもアミノ酸が多数結合している点などから，共通の性質も示す．そこで，ここではタンパク質としての共通の性質や，個々のタンパク質に固有の性質などを紹介する．

(1) 分子量　タンパク質は，結合するアミノ酸の数によって**分子量**が異なる．アミノ酸1残基あたり分子量は平均110〜120と計算すると，そのタンパク質（ポリペプチド）の分子量の概数が計算できる．ただし，翻訳後修飾などによっても分子量は変化する．また，複数のポリペプチドが会合したタンパク質全体の分子量の場合は，各ポリペプチドの分子量の合計となる．

(2) 等電点　各アミノ酸に固有の等電点が存在するため，それらの結合体である各タンパク質にも固有の**等電点**が存在する．タンパク質を電気泳動させたとき，タンパク質は等電点と等しいpH条件下では見かけ上電荷を持たないため，電圧を負荷しても移動しない．この性質を利用して各タンパク質を等電点に従って分離する方法を等電点電気泳動法という．また等電点において，タンパク質は溶解度が最も低くなり等電点沈殿を起こす．通常の食品に含まれるタンパク質の多くはpH 5付近に等電点をもつものが多い．

(3) 溶解性　タンパク質の**溶解性**は，そのタンパク質の形状や分子表面に存在するアミノ酸の種類，電荷，糖付加の有無などに影響を受けるが，通常タンパク質は薄い濃度の塩溶液に溶けやすい．一方，塩濃度を高めるとタンパク質を取り巻く水分子を奪い，タンパク質どうしが凝集して沈殿しやすい（塩析）．また，エタノールやアセトンなどの有機溶媒を加えることによっても沈殿する．加熱や変性剤などによって変性させるとタンパク質内部の疎水性の領域が分子表面に露出することにより不溶化することが多い．卵白や卵黄のタンパク質が加熱により固まるのはこのようなしくみである．一方，スクロース（ショ糖）やグリセロール，ソルビトール，ポリエチレングリコールなどの多価アルコールは一般的にタンパク質を安定化させる．

(4) タンパク質の定性および定量　タンパク質の定性反応としては，ペプチド結合との錯イオン形成により紫色となるビウレット反応やアミノ酸側鎖との反応を利用したキサントプロテイン反応，ミロン反応，坂口反応などがある．また，

BCA : bicincho-
ninic acid

前述したように，芳香環をもつアミノ酸(チロシン，トリプトファン，フェニルアラニン)を有するタンパク質は紫外領域(280 nm付近)に強い吸収を示し，タンパク質の定性的な検出法として広く利用されている．単一のタンパク質の場合は，一定濃度あたりの吸光度が規定できるため，この性質は定量にも利用される．

タンパク質の定量法としてはケルダール法やローリー法，BCA法，ブラッドフォード法などがよく知られている．食品タンパク質の場合は，ケルダール法によって定量されることが一般的である．ケルダール法では，タンパク質に濃硫酸と反応促進剤を加えて含有する窒素をアンモニア態として窒素含量を求め，その測定値に窒素‒タンパク質換算係数である6.25を乗じてタンパク質含量を算出する．窒素‒タンパク質換算係数6.25はタンパク質に約16%の窒素が含まれていることから算出された数値であるが，厳密にはタンパク質ごとにアミノ酸組成が異なるためにその数値も異なる．

f.　タンパク質の消化吸収

タンパク質は胃においてペプシンによってはじめに分解を受け，その後小腸においてトリプシン，キモトリプシン，カルボキシペプチダーゼ，アミノペプチダーゼなどのタンパク質分解酵素(プロテアーゼ，ペプチダーゼ)によって順次分解を受け，最終的にはアミノ酸になり小腸上皮細胞から吸収される．細胞膜上に存在するペプチダーゼによって消化を受けながら膜を透過することを膜消化という．ペプチドのまま吸収される場合もあり，これをペプチド吸収という．吸収されたアミノ酸は門脈を経て肝臓に運ばれる．

g.　タンパク質の栄養価

食品タンパク質は胃腸内でさまざまな消化酵素の働きで分解され，アミノ酸やペプチドとなり吸収される．これらはおもに体内で筋肉などの体構成タンパク質に再構成される．タンパク質の栄養価とは，摂取したタンパク質がどの程度効率的に体タンパク質の構築に寄与できるかという観点で評価され，その評価方法には生物学的評価法と化学的評価法の2種類の方法がある．

(1) 生物学的評価法　　実際の生物を用いて評価する方法であり，幼若期の動物の体重増加率から求めるタンパク質効率(PER)や，吸収された窒素(N)と尿中に排泄された窒素(N)から，試料タンパク質の体内利用効率を求める生物価(BV)，生物価に消化吸収率を乗じた正味タンパク質利用率(NPU)などがある(図4.7)．これらのうち，正味タンパク質利用率が生物学的評価法のなかでは最も正確である．

(2) 化学的評価法　　これまでの研究でタンパク質の栄養価はその不可欠(必須)アミノ酸組成に依存することが明らかにされている．そこで，個々の食品タンパク質のアミノ酸組成を調べ，理想的なアミノ酸組成(アミノ酸評点パターン，表4.5)と比べることによりそのタンパク質の栄養価を評価する方法がある．相対的に最も不足している不可欠(必須)アミノ酸を第一制限アミノ酸，次に低いものを第二

図 4.7 タンパク質の
栄養価の生物学的評価
法
N：窒素，PER：pro-
tein efficiency ratio，
BV：biological value，
NPU：net protein
utilization

1. タンパク質効率（PER）

成長期の動物を試験食で飼育し，摂取タンパク質あたりの体重増加を求める

$$\text{PER} = \frac{\text{体重増加量（g）}}{\text{摂取タンパク質量（g）}}$$

（おおむね 3.0 以上で良質タンパク質，2.0 未満は劣質タンパク質）

2. 生物価（BV）

吸収されたタンパク質の体内での保留率を求める

$$\text{BV} = \frac{\text{保留 N 量}}{\text{吸収 N 量}} \times 100$$

$$= \frac{\text{吸収 N 量}-(\text{尿中 N 量}-\text{無タンパク質食摂取時の尿中 N 量})}{\text{摂取 N 量}-(\text{糞中 N 量}-\text{無タンパク質食摂取時の糞中 N 量})} \times 100$$

3. 正味タンパク質利用率（NPU）

生物価に消化吸収率を乗じて求める

$$\text{NPU} = \text{BV} \times \text{消化吸収率}$$

$$= \frac{\text{保留 N 量}}{\text{吸収 N 量}} \times 100 \times \frac{\text{吸収 N 量}}{\text{摂取 N 量}} = \frac{\text{保留 N 量}}{\text{摂取 N 量}} \times 100$$

制限アミノ酸という．この制限アミノ酸の理想量に対する不足率で食品タンパク
質の栄養価を表す**アミノ酸スコア**（アミノ酸価）と呼ばれる表現方法がある．

すなわち，

$$\text{アミノ酸スコア（アミノ酸価）} = \frac{\text{第一制限アミノ酸の含量}}{\text{アミノ酸評点パターンの基準値}} \times 100$$

アミノ酸スコアは 100 が最高値で，タンパク質栄養価として理想的なタンパ
ク質を示す．全卵や肉類，牛乳などの多くの動物性タンパク質はアミノ酸スコア
100 のものが多く，反対に多くの植物性タンパク質では制限アミノ酸の存在によ

アミノ酸	タンパク質あたりの不可欠（必須）アミノ酸（mg/g タンパク質）					
	0.5 歳	1～2 歳	3～10 歳	11～14 歳	15～18 歳	成人
ヒスチジン	20	18	16	16	16	15
イソロイシン	32	31	31	30	30	30
ロイシン	66	63	61	60	60	59
リシン	57	52	48	48	47	45
含硫アミノ酸（メチオニン＋システイン）	28	26	24	23	23	22
芳香族アミノ酸（フェニルアラニン＋チロシン）	52	46	41	41	40	38
トレオニン	31	27	25	25	24	23
トリプトファン	8.5	7.4	6.6	6.5	6.3	6
バリン	43	42	40	40	40	39

表 4.5 アミノ酸評点
パターン
WHO Technical
Report Series 935
"Protein and amino
acid requirements
in human nutrition"
より引用．1973 年に
FAO/WHO によっ
て策定されたもの
や，1985 年に FAO/
WHO/UNU によって
策定されたものも存在
する．
［2007 年 FAO/
WHO/UNU 策定］

り100に満たないものが多い（米65，小麦37，トウモロコシ42など）．トウモロコシタンパク質のツェイン（ゼイン）はトリプトファンが制限アミノ酸である．

D. 食品に関係の深い酵素

酵素は生体内におけるさまざまな化学反応を円滑に進める触媒活性を有するタンパク質である．食品には多くの酵素が存在しているが，タンパク質である酵素は加工や調理の過程で加熱等の処理によって変性し酵素活性を失う．個々の酵素には活性が最大値を示す温度（至適温度）やpH（至適pH）がある．

酵素にはさまざまな種類があるが大きく分けて酸化還元酵素（オキシドレダクターゼ），転移酵素（トランスフェラーゼ），加水分解酵素（ヒドロラーゼ），脱離酵素（リアーゼ），異性化酵素（イソメラーゼ），合成・連結酵素（リガーゼ），輸送酵素（トランスロカーゼ）に分類される．

食品に含まれる多くの酵素は食品保存中に作用することにより，その品質に大きな影響を及ぼす．食品の品質や加工に関連の深い酵素について表4.6に示す．

表4.6 食品の品質変化に関係する酵素
［大槻耕三，食品学総論 第2版（辻 英明ほか編），p.34，講談社（2007）］

	酵素	反応形式	所在
糖質の分解	α-アミラーゼ	デンプンのα-1,4結合を無作為に切断	動物，植物，微生物
	β-アミラーゼ	デンプンの非還元末端よりマルトース単位の切り出し	麦芽，サツマイモ
	グルコアミラーゼ	デンプンの非還元末端よりグルコース単位の切り出し	カビ，酵母
タンパク質の分解	キモシン	κ-カゼインのPhe-Met結合の切断	子牛第4胃，カビ
	コラゲナーゼ	Pro-X-Gly-ProのGlyのN末端側切断	動物，微生物
	パパイン	基質特異性が広く，Arg, Lys, His, Gly, TyrのC末端側を切断	パパイヤ
脂質の分解	リポキシゲナーゼ	リノール酸などの不飽和脂肪酸へ酸素分子が付加し，ヒドロペルオキシドが生成	おもに植物
	リパーゼ	トリアシルグリセロールより低級脂肪酸の生成	微生物
褐変	チロシナーゼ	ポリフェノール化合物への酸素添加および酸化	ジャガイモ，マッシュルーム
	アスコルビン酸オキシダーゼ	アスコルビン酸の酸化	ニンジン
香気の生成	アリイナーゼ	アリインよりアリシンの生成	ニンニク
	ミロシナーゼ	シニグリンよりアリルイソチオシアネートの生成	カラシ

問題　食品たんぱく質についての記述である．正しいのはどれか．

　[平成 25 年度栄養士実力認定試験第 10 回問題 25]

（1）米たんぱく質のアミノ酸価は，小麦たんぱく質よりも低い．

（2）大豆の主要たんぱく質は，グリシニンでありアルブミン系たんぱく質である．

（3）強力粉のたんぱく質含量は，7 〜 8％である．

（4）トウモロコシのたんぱく質ツェイン（ゼイン）は，トリプトファンが制限アミノ酸である．

（5）肉の筋原繊維たんぱく質の主成分は，コラーゲンとミオシンである．

4.3 ｜炭水化物

　炭水化物は，化学的にはアルデヒドやケトンという**カルボニル基**を有する多価アルコールおよびこれらの脱水縮合物の総称であり，さらにそれらの誘導体をも含む化合物群である．

　グルコース，スクロース，デンプン，セルロースなど，生物の栄養や構成成分として重要な一連の物質は，$C_m(H_2O)_n$ という組成式で表されるため，炭水化物という．しかし，この式にあてはまらないものが数多く発見され，それらを含め，甘味を示すものもあることから広い意味で糖または**糖質**ということもある．その主成分である糖質と**食物繊維**を合わせたものと定義されることが多いが，化学，生化学分野では，特別な構造のものを除いて炭水化物と糖質を厳密に区別することはなく，最近では，組成式に基づく名称の炭水化物よりも，その誘導体を含めた意味で糖質ということが多い．

　食品成分表では，炭水化物は食品の全成分からタンパク質，脂質，灰分，水分を除いた値が示されている．これは食品表示法に基づく食品表示基準と同じである．このほか食品成分表には単糖換算して合計した利用可能炭水化物（単糖当量）等も収載されている．

　動物性食品の炭水化物含量は少なく，植物性食品がおもな供給源である．単糖類，二糖類，多糖類のデンプンやグリコーゲンはヒトのエネルギー源となる．難消化性のオリゴ糖や多糖には整腸作用が知られている．食品のおいしさにかかわるものとして，単糖類やオリゴ糖類は甘味を，ゲル化する多糖類はなめらかさなどの食感を付与する．保水性に優れるものも多く，やわらかい食感の維持や食品の保存に利用される．

A. 単糖類

炭水化物のうち，グルコースのように，それ以上に加水分解できないものを**単糖**といい，単糖分子が2個から10個程度結合したものを**オリゴ糖**（少糖），さらに結合を繰り返し高分子となったものを**多糖**という．

単糖で最も簡単なものは，グリセルアルデヒドとジヒドロキシアセトンであり，いずれも炭素数が3つであることからトリオース（三炭糖）といわれる．接尾語のオース(ose)は糖であること，さらに糖特有の化学的性質をもつことを示す．

グリセルアルデヒドは，アルデヒド基（–CHO）をもつことから**アルドース**，ジヒドロキシアセトンはケトン基（C＝O）を有することから**ケトース**に分類され，ほとんどの単糖はどちらかのグループに属する．グルコース（ブドウ糖）はアルドース，フルクトース（果糖）はケトースである（図4.8）．構成炭素数による分類では，グルコースやフルクトースは炭素数が6つの**六炭糖**（ヘキソース）で，グルコースは

図 4.8　単糖（アルドースとケトース）の例

アルデヒド基　ケトン基

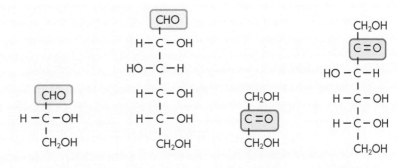

D-グリセルアルデヒド（アルドトリオース）　　D-グルコース（アルドヘキソース）　　ジヒドロキシアセトン（ケトトリオース）　　D-フルクトース（ケトヘキソース）

表 4.7　おもな単糖類
＊甘味度はスクロースを 1.0 としたときのおよその甘味倍率

分類	名称	備考
三炭糖（トリオース）	グリセルアルデヒド	生体内代謝産物
四炭糖（テトロース）	エリトロース	生体内代謝産物
五炭糖（ペントース）	キシロース	キシラン（木質多糖）の構成糖
	アラビノース	アラビナン（ペクチン質の一種）の構成糖
	リボース	核酸を構成
六炭糖（ヘキソース）	グルコース（ブドウ糖）	ハチミツ，果実，野菜などに広く存在．甘味料に利用　デンプン，セルロース，グリコーゲンの構成糖　甘味度＊0.7
	フルクトース（果糖）	ハチミツ，果実，野菜などに広く存在．甘味料に利用　甘味度＊1.2〜1.5（低温で甘味の強いβ型の割合が増す）
	ガラクトース	ガラクタン（海藻の多糖）の構成糖
	マンノース	マンナン（コンニャクの多糖）の構成糖

アルドヘキソース，フルクトースはケトヘキソースとなる．六炭糖には食品成分
として重要なものが多い（表4.7）．

a. 単糖の立体化学

　分子式や一般的な構造式では，グルコースもガラクトース（乳糖の構成単糖）も同
じになる．当初はその違いがわからなかったが，フィッシャーによって，それら
は立体異性体の関係として整理された．この立体異性は，炭素原子が4つの互い
に異なる置換基を空間に伸ばした正四面体構造をとることによって生じる．図4.9
に示したような単糖の構造式はフィッシャーの投影式といわれ，各炭素の立体化
学を表している．ところで，最小の単糖であるグリセルアルデヒドは，2位の炭
素が不斉炭素になるため，立体的に2種類の物質が存在する．その立体構造式を
フィッシャーの投影式で書いたときに，2位炭素上のヒドロキシ基（−OH）が右側
にくるものをᴅ型，左側にくるものをʟ型とする．これらは互いに鏡像異性体の
関係になる．なお，血糖として存在するグルコースは，ᴅ−グリセルアルデヒド
が立体化学の基準となったᴅ系列の糖質（ᴅ−グルコース）であり，天然に存在する単
糖はᴅ系列のものがほとんどである．

b. 単糖の環状構造

　カルボニル基は当量のアルコール性のヒドロキシ基と反応してヘミアセタール
またはヘミケタール構造をとることがある．単糖にはカルボニル基があり，さら
に同一分子内にヒドロキシ基があるため，分子内でヘミアセタール（またはヘミケ
タール）を形成し環状構造をとる．そのうち5員環や6員環構造は比較的安定なた
め，それらの構造をとりやすい．6員環構造は環状有機化合物のピランにちなん
でピラノース，5員環構造はフランにちなんでフラノースという．グルコースの
ようなアルドースが，ヘミアセタールを形成して環状構造をとると1位の炭素が
不斉炭素となり，その立体化学に基づき2種の立体異性体を生じる．これをアノ
マーといい，ᴅ型あるいはʟ型を決める不斉炭素との立体関係から，それぞれを

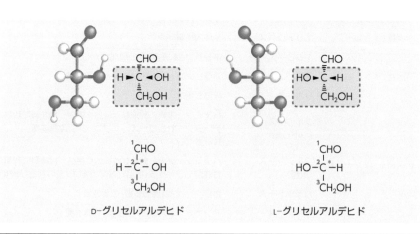

ᴅ−グリセルアルデヒド　　　　　　ʟ−グリセルアルデヒド

図 4.9　グリセルアル
デヒドの立体構造
＊不斉炭素原子．
棒−球モデルは安定な
立体配座

単糖のᴅ型ʟ型の基準

4.　食品成分

図 4.10 D-グルコピ
ラノースの平衡反応
＊環状構造を形成する
ことで生ずる不斉中
心．
数字は炭素の番号

グリコシド性ヒドロキシ基

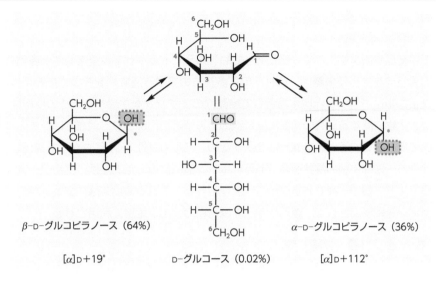

β-D-グルコピラノース（64%）　　　　D-グルコース（0.02%）　　　　α-D-グルコピラノース（36%）

$[\alpha]_D$＋19°　　　　　　　　　　　　　　　　　　　　　　$[\alpha]_D$＋112°

α型（α-アノマー）とβ型（β-アノマー）として区別している（図4.10）．なお，これら2つのアノマーは水溶液中で，直鎖のアルデヒド構造を経て平衡状態にある．α-D-グルコピラノースの結晶を水に溶解すると，比旋光度（$[\alpha]_D$）＋112°が徐々に変化し＋53°となる．これは，グルコピラノースの1位の立体異性化が起き，α型とβ型との平衡混合物になるためである．このような旋光度が変化する現象を**変旋光**という．

c. 炭水化物の形状

炭水化物においてヒドロキシ基の立体配座は重要で，この立体配座をわかりやすく表記する構造式としてヒドロキシ基を上下に示したハワースの投影式がよく使われる（図4.11A）．しかし，実際の化合物は3次元構造であり，各構成原子が安定となる空間的配置をとる．これを立体配座とよび，β-D-グルコースの場合は，6員環がイス型に折れ曲がったC1配座が安定であるとされている（図4.11B）．単糖からオリゴ糖，多糖に至るまでその物理的性質を理解するにはこのような安定な立体配座を考慮することが重要である．さらに，原子の大きさを加味すると図4.11Cのようになり，このような形状の塊として生物はグルコースを認識してい

図 4.11 β-D-グルコ
ピラノースの立体配座

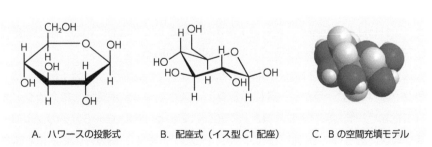

A. ハワースの投影式　　　　B. 配座式（イス型C1配座）　　　　C. Bの空間充填モデル

る.

d. 単糖の反応性

　平衡反応により，ごく一部であってもアルデヒド基やケトン基を有する直鎖状の異性体を生じる単糖は，これらの官能基に由来する反応性をもつ．たとえば，フェニルヒドラジンと脱水縮合して結晶性の**オサゾン**を生成する．この反応は，炭水化物に関する研究の初期には単糖の構造解析に用いられ，現在では糖質の検出に使われている．また還元性を示すため，アルカリ性でCu^{2+}やAg^+を還元し，アルドースは単糖の酸誘導体である**アルドン酸**になる．たとえば，グルコースからアルドン酸の一種であるグルコン酸ができる．これらの反応は，フェーリング反応，銀鏡反応として，還元性を示す還元糖の検出や定量に利用される．

B. オリゴ糖（少糖）類

　単糖のアノメリック位は本来カルボニル基であるので，ほかのアルコール性ヒドロキシ基などと反応しやすい．このとき形成される結合を**グリコシド結合**，グリコシド結合を形成しやすいアノメリック位のヒドロキシ基をグリコシド性ヒドロキシ基という．糖分子がさまざまな化合物と結合したものを配糖体といい，配糖体における糖部以外の部分をアグリコンという．グリコシド結合により単糖どうしの結合も可能であり，2つの単糖が結合した二糖から10個程度の単糖が結合したものをオリゴ糖(少糖)という.

　グリコシド結合や構成単糖の種類によりさまざまなオリゴ糖が存在する.

(1) 二糖類　　グルコース2分子からなる**マルトース**（麦芽糖），イソマルトース，**トレハロース**などが知られている．砂糖の甘味物質である**スクロース**（ショ糖）はグルコースとフルクトースからなり，哺乳類の乳に存在する**ラクトース**（乳糖）はガラクトースとグルコースからなる(表4.8)．ここに挙げた二糖のうち，トレハロースやスクロースは構成単糖のグリコシド性ヒドロキシ基どうしで結合しているため直鎖構造に変化せず，変旋光や還元性を示さない**非還元糖**である．その他は**還元糖**である．二糖類は自然界に広く存在している．

(2) その他のオリゴ糖類　　ラフィノースは，スクロースのグルコース部の6位にガラクトースがα-グリコシド（ガラクトシド）結合した三糖，スタキオースはラフィノースのガラクトース部の6位にガラクトースがさらに結合した四糖である．これらは非還元糖で，大豆の主要オリゴ糖として知られている．腸内細菌のビフィズス菌の増殖を助けるビフィズス因子でもある．

　スクロースのフルクトース部に，さらにフルクトースが1～3分子結合したフラクトオリゴ糖*，ラクトースにガラクトースが1～4分子結合したガラクトオリゴ糖などが低カロリー甘味料として知られている．また，6～8分子のグルコースが環状に結合したものはシクロデキストリンといわれ，疎水性の環内にさまざ

非還元糖：非還元糖は水溶液中で開環せず，図4.10のように構成糖のアノマーが変化しない化学的に安定な糖質である．還元糖の甘味は温度により甘味度が変化するが，それは温度によりα型とβ型の存在比が異なるためである．また非還元糖はアルデヒドの性質を示さないため，成分変化を起こしにくい．

＊フルクトオリゴ糖ともいう

名称	構造式	備考
マルトース （麦芽糖）	 D-グルコース　　D-グルコース	D-グルコース2分子がα-1,4結合している還元糖 麦芽に多く含まれる デンプンの直鎖構造の加水分解により得られる 水あめの甘味物質である 甘味度 0.3
イソマルトース	 D-グルコース　　D-グルコース	D-グルコース2分子がα-1,6結合している還元糖 デンプンの分枝構造の加水分解により得られる 特殊な水あめに含まれる 甘味度 0.4
トレハロース	 D-グルコース　　D-グルコース	D-グルコース2分子がα-1,1結合している非還元糖 キノコ類や酵母に含まれる 保水性がよい 添加により食品の保存性が高まる 甘味度 0.4
スクロース （ショ糖）	 D-グルコース　　D-フルクトース	D-グルコースとD-フルクトースがα-1，β-2結合している非還元糖 果実や野菜など植物に広く含まれている 砂糖はカンショやテンサイからスクロースを精製した調味料である 加水分解により転化糖が得られる 甘味が安定しており甘味度の指標とされる 甘味度 1.0
ラクトース （乳糖）	 D-ガラクトース　　D-グルコース	D-ガラクトースとD-グルコースがβ-1,4結合している還元糖 乳に特有の二糖である 甘味度 0.3

表 4.8　おもな二糖類
甘味度は，スクロースを 1.0 としたときの甘味の強さ

まな有機化合物を保持できる性質から，香り成分の保持や悪臭のマスキング，脂溶性ビタミンなどの安定化に応用されている．

C.　誘導糖質

a.　糖アルコール

　糖アルコールは単糖のアルデヒド基が還元された多価アルコール化合物であり，低エネルギーや低う蝕性の甘味料として利用される．グルコースの還元物であるソルビトール，キシロースの還元物のキシリトール，マルトースの還元物のマルチトールなどがある．食材中にも糖アルコールは存在するが，工業的に水素還元により製造されている．炭素数4のエリスリトールはグルコースから微生物発酵により得られるエネルギーゼロの糖アルコールである．エリスリトールやキシリトールは，負の溶解熱をもつので冷涼感を示す食品に利用される．

b. ウロン酸

末端のヒドロキシメチレン基（ヘキソースの場合6位）がカルボキシ基（–COOH）に酸化されたものを**ウロン酸**と総称する．グルコースのウロン酸はグルクロン酸，ガラクトースのウロン酸はガラクツロン酸である．これらは多糖の構成成分として存在する．

c. アミノ糖

単糖のヒドロキシ基の一部がアミノ基（–NH₂）に変わったものを**アミノ糖**という．2位にアミノ基を有するグルコサミン（エビやカニなどの甲殻に含まれている）やガラクトサミン（軟骨や皮膚に含まれている）がある．

d. デオキシ糖

単糖のヒドロキシ基の1つが水素（–H）に変わった構造のものを**デオキシ糖**という．ソバなどに含まれる配糖体ルチンの構成糖であるラムノースやDNAの構成糖であるデオキシリボースなどが知られている．

D. 多糖類

多糖は単糖がグリコシド結合で連なった高分子物質であり，単一の単糖からなる単純多糖（ホモグリカン）と複数種の単糖からなる複合多糖（ヘテログリカン）に分けられる．また役割から，生物の形態を構築する構造多糖やエネルギー源となる貯蔵多糖に分類される．多糖の名称を系統化するために，構成単糖の語尾のオース（ose）をアン（an）に変える命名法が使われる．たとえば，グルコースのみからなる多糖はグルカンという．貯蔵多糖のデンプンやグリコーゲン，構造多糖のセルロースはグルカンに属する．大麦やキノコなどに含まれるβ結合をもつ食物繊維を総称して**β–グルカン**という．

a. デンプン

植物のエネルギー貯蔵物質であり，穀類，イモ類，豆類に多く含まれる．水溶性が低く，比重が大きく沈殿しやすいため**デンプン**（澱粉）という．デンプンはD-グルコースのみからなる単純多糖である．その結合形態と性質から**アミロース**と**アミロペクチン**に分けられる（図4.12）．

(1) デンプンの構造　　**アミロース**は，D-グルコピラノースがα–1,4結合でつながった長い鎖状構造をもつ分子である．およそ1,000個から数千個以上のグルコースが結合した直鎖状のアミロースのほか，グルコース鎖がα–1,6結合した側鎖が少数ある分岐状のアミロースも存在する．アミロースは通常，構成糖のD-グルコピラノースがイス型の立体配座を取りながら，6分子で1巻となる左巻きらせん構造を形成しており，この中に疎水性の物質を取り込むことができる（図4.13）．ヨウ素により青色に呈色するヨウ素デンプン反応もこの性質による．

一方，**アミロペクチン**は，α–1,4結合したグルコース鎖のところどころに，グ

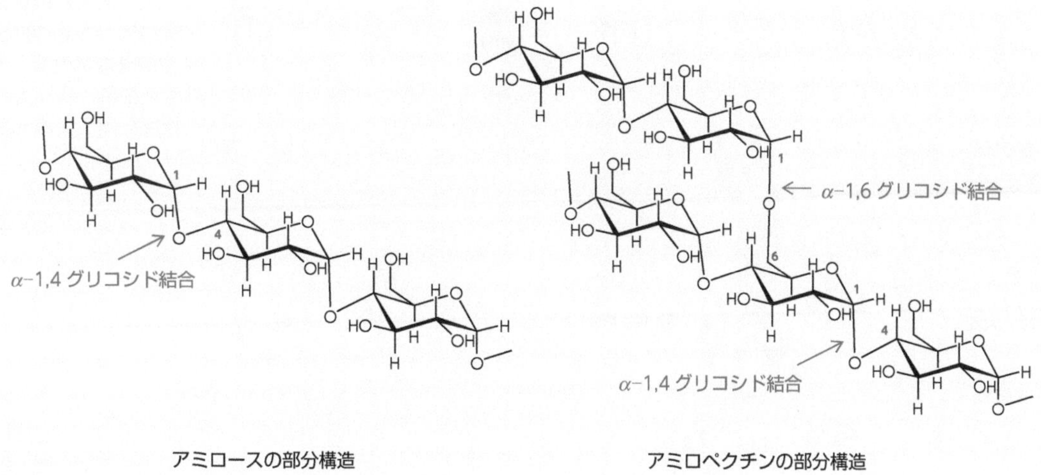

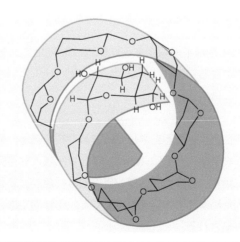

アミロースの部分構造　　　　　　　　アミロペクチンの部分構造

α-1,4 グリコシド結合

α-1,6 グリコシド結合

α-1,4 グリコシド結合

図 4.12　アミロースとアミロペクチン

ルコース20個程度の分岐鎖がα-1,6結合で房状に枝分かれした構造をしており，グルコース総数で100万個にもなる大きな分子である．なお，アミロペクチンは枝分かれが多くグルコース鎖らせん構造を形成しにくいため，ヨウ素デンプン反応は青色ではなく赤紫色の呈色となる．

　デンプンは植物により異なる形状のデンプン粒として細胞内に蓄えられており，そのうちアミロースが約25%，アミロペクチンが約75%の割合のものが多い．モチ米やモチトウモロコシのように，アミロペクチンが100%の種類もある（表4.9）．

(2) デンプンの糊化と老化　　デンプン粒には，結晶部分(ミセル)と非結晶部分が存在する．このデンプン粒（β-デンプン）に水を加えて加熱すると膨潤し，その後，糊状になる．これを**糊化**または**α化**という．α化したデンプンは酵素作用などで

図 4.13　アミロースのらせん構造

表 4.9　おもな植物起源のデンプン粒の形状と物理化学的性質
［写真提供：高城太一（松谷化学工業株式会社）］

デンプン粒		形状	粒の直径 (μm)	アミロース含量 (%)	糊化温度 (℃)
うるち米		多角形	5	20	61〜78
小麦・大麦		扁平豆形	2(小粒) 35(大粒)	25	62〜75
トウモロコシ		球形, 多角形	15	25	62〜72
もちトウモロコシ		球形, 卵形	15	＞1	63〜72
ジャガイモ		卵形	33	24	56〜69
タピオカ		球形	20	17	52〜64

分解されやすくなりエネルギー源となる. 糊化したデンプンを放置すると, β-デンプンに似た状態に戻る. これはデンプンの老化 (β化) といわれる. アミロース含量の多いデンプンは老化しやすい.

b. グリコーゲン

　動物の肝臓や筋肉に蓄積されるエネルギー貯蔵物質である. アミロペクチンと類似の構造をもつが枝分かれが多い (図4.14). らせん状となる直鎖部分がアミロペクチンよりさらに短く, ヨウ素デンプン反応では褐色を呈する. グリコーゲンは分枝の多い構造のため酵素の作用を受けやすく, 生体内では必要に応じて分解されグルコースが供給される.

　　　　　　　　　　　　　　　　　　　　　　　　　　　　　　　4. 食品成分

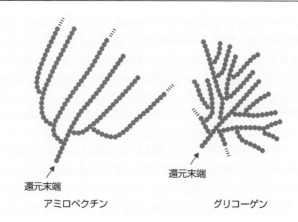

図 4.14　アミロペクチンとグリコーゲンの分枝構造
● D-グルコース単位. グリコーゲン生合成の開始時には, 還元末端にタンパク質が必要なことが知られている.

還元末端

還元末端

アミロペクチン　　　　　グリコーゲン

　筋肉のグリコーゲンはと畜後分解するため, 食肉中での含量はわずかである. 食品では貝類, レバー, 馬肉に比較的多く含まれている.

c.　還元末端と非還元末端

　多糖やオリゴ糖の末端に位置する構成単糖のうち, グリコシド性ヒドロキシ基が結合に使われていないものは, 還元性を示すため**還元末端**という. アミロペクチンやグリコーゲンのような分枝構造では, 還元性を示さない**非還元末端**が多くなる. 多糖を分解する酵素には, β-アミラーゼのように非還元末端から選択的に作用するものがある.

d.　セルロースとヘミセルロース

(1) セルロース　　陸生植物の細胞壁の主要構成成分で, 自然界に最も多く存在する多糖である. ヒトの消化酵素では分解されないため, 食品中のセルロースは食物繊維としての機能を示す. アミロースと似た構造だが, D-グルコースどうしの結合様式が異なりβ-1,4結合である. しかしこの違いにより水素結合が促進され, アミロースのようならせん状ではなく, 分子の束を形成し繊維状である.

(2) ヘミセルロース　　細胞壁を構成する多糖のうち, セルロースとペクチンを除いた多糖類の総称である. β-1,3グルカンや, キシロースとグルコースからなるキシログルカンなどが含まれる.

e.　ペクチン

　ガラクトースの6位が酸化された**ガラクツロン酸**（ウロン酸の一種）がα-1,4結合した構造を基本とする多糖で, 果実・野菜の細胞壁に多く含まれる. 6位のカルボキシ基の一部がメチルエステル化している. ガラクツロン酸の重合度やメチルエステル化率の高いペクチンをプロトペクチンという. 未熟果実の堅さはプロトペクチンによるとされ, 果実が熟すにつれて重合度やメチルエステル化率が低くなり果実は柔らかくなる.

高メトキシペクチン（メトキシ含量7%以上）と低メトキシペクチン（メトキシ含量7%未満）では性質が異なる．高メトキシペクチンは酸とスクロースのような糖を加えて加熱するとゲル化し，ジャムの製造に利用される．低メトキシペクチンは，カルシウムイオンのような2価のカチオンを媒介に架橋することでゲル化するため低糖ジャムが製造できる．

f. グルコマンナン

グルコマンナンは，コンニャクイモの主成分でコンニャクマンナンともいう．グルコースとマンノースがおよそ2：3の割合でβ-1,4結合した基本構造の複合多糖で，ところどころ枝分かれしている．グルコマンナンは水を大量に吸収して糊状になる．これに消石灰（水酸化カルシウム）を加え加熱すると架橋ができてゲルを形成し，いわゆるコンニャクとなる．

g. イヌリン

イヌリンは，キクイモ，ゴボウなどに含まれている．フルクトースを主構成糖とする多糖（フラクタン）で，スクロースにフルクトースが多数結合した構造をもつ．ヒトの消化酵素で分解できない食物繊維であるが，脂質異常症抑制効果があるといわれている．腸内細菌によって加水分解されるとビフィズス因子であるフラクトオリゴ糖を生じる．

h. 海藻多糖類

(1) 寒天　紅藻類のテングサやオゴノリから熱水で抽出される．**アガロース**と**アガロペクチン**が約7：3の割合の複合多糖である．アガロースは，D-ガラクトースと3,6-アンヒドロ-L-ガラクトースがβ-1,4結合したアガロビオース単位がα-1,3結合で直鎖状に連なった中性多糖類である．アガロペクチンは，その一部に硫酸基やカルボキシ基などを含む酸性多糖類である．熱水に溶かし冷却するとゲル化する特性から製菓などに広く使われている．

(2) カラギーナン　紅藻類のツノマタやスギノリから得られる．寒天と似た構造だが，硫酸基が多い．部分構造の割合により，寒天のようにゲル化するものや，ゲル化せず冷水に溶解して粘性を示すものなどがある．乳製品や製菓に利用される．寒天やカラギーナンのゲルは再加熱でゾルとなる熱可逆性である．

(3) アルギン酸　褐藻類のコンブやアラメなどの細胞壁を構成する．β-D-マンヌロン酸とα-L-グルロン酸が1,4結合した多糖で，カルシウム塩として含まれている．**アルギン酸ナトリウム**は水溶性で食品添加物の増粘剤，ゲル化剤として利用されている．アルギン酸のゲルは熱不可逆性である．

i. キチン

キノコや一部の海藻類，カニなどの甲殻に多く含まれている．2位にアセチルアミノ基をもつN-アセチルグルコサミンがβ-1,4結合で連なった構造である．**キチン**は溶解性が低いが，アセチル基を取り除いた**キトサン**は溶解性が高く，機

能性の高い多糖類として利用しやすい.

E. 繊維と食物繊維との違い

食物繊維とは，五訂食品成分表以降では「ヒトの消化酵素で消化されない食品中の難消化性成分の総体」と定義されており，名称から想起される，水に不溶の繊維状の食物成分のみを意味するものではない.

四訂食品成分表では炭水化物を糖質と繊維に分け，希酸や希アルカリで分解処理した食品の残渣（セルロースやリグニンなどの一部である粗繊維）を繊維としていた.

近年，水溶性と不溶性難消化性成分の生理作用の違いが認識され，食物繊維は**不溶性**と**水溶性**に分けられている．多糖の多くが食物繊維であり，例としてセルロースやキチンなどは不溶性食物繊維，水に溶けて粘度を増すペクチンや寒天などは水溶性食物繊維である．食品成分表 2020 年版の本表では，食物繊維総量のみが収載されており，水溶性および不溶性食物繊維の値については，炭水化物成分表編に収載されている.

なお，食品表示基準における食物繊維には，三糖以上のオリゴ糖など低分子難消化性成分も含んでいる.

問題　炭水化物についての記述である．正しいのはどれか.

[平成 26 年度栄養士実力認定試験第 11 回問題 26]

(1) 五炭糖のキシロースを還元すると，キシリトールが生じる.
(2) セルロースは，グルコースが α-1,4-グルコシド結合した単純多糖である.
(3) じゃがいものでんぷん粒は，米のでんぷん粒より小さい.
(4) グリコーゲンは，ヨウ素でんぷん反応で青色に反応する.
(5) コンニャクマンナンは，マンノースの単純多糖である.

4.4 | 脂質

A. 脂質の種類と構造

脂質は，水に不溶であり，エーテル，ヘキサン，アセトンなどの有機溶媒に溶ける成分である．**単純脂質**，**複合脂質**，**誘導脂質**の3つに大きく分けられる（表4.10）．単純脂質は，食用油脂などに多く含まれる**トリアシルグリセロール**（中性脂肪，トリグリセリド，トリグリセライドともいう）が代表的な成分である．複合脂質は，単純脂質に**リン酸**や**糖**などが結合したものであり，大豆や卵黄中に含まれるリン脂質などがある．誘導脂質とは，単純脂質や複合脂質が加水分解されて生ずる脂

分類	名　称	構成成分	所在・特徴など
単純脂質	アシルグリセロール		
	トリアシルグリセロール（油脂）	脂肪酸3個・グリセロール	動・植物油脂，脂質の主要成分
	ジアシルグリセロール	脂肪酸2個・グリセロール	消化管での消化産物，乳化剤
	モノアシルグリセロール	脂肪酸1個・グリセロール	消化管での消化産物，乳化剤
	ロウ（ワックス）	脂肪酸・高級脂肪族アルコール	みつろう，表面組織の保護成分
	ステロールエステル	ステロール・脂肪酸	肝臓
複合脂質	リン脂質		
	グリセロリン脂質	脂肪酸・グリセロール・リン酸・塩基	生体膜，大豆・卵黄レシチン，乳化剤
	スフィンゴリン脂質	脂肪酸・スフィンゴシン・リン酸・塩基	生体膜，神経細胞
	糖脂質		
	グリセロ糖脂質	脂肪酸・グリセロール・糖	植物葉緑体
	スフィンゴ糖脂質	脂肪酸・スフィンゴシン・糖	生体膜外膜，神経細胞
誘導脂質	脂肪酸		
	ステロール		
	脂肪族アルコール		
	脂溶性ビタミン		ビタミンA，D，E，K
	脂溶性色素		カロテノイドなど
	炭化水素		スクアレンなど

表4.10　脂質の分類
特に重要な脂質を赤字で示した．脂溶性ビタミンや脂溶性色素などを，その他の脂質とする場合もある．また，栄養学分野において，脂肪性ビタミンは，ビタミン類として扱われる．

溶性の成分であり，脂肪酸やステロールなどがある．

a.　脂肪酸

　脂肪酸は，脂質の主要な構成成分であり，多くの種類が存在している．脂質の物理的，化学的および栄養的な特性などに大きく関与しているので，脂肪酸の種類やその特徴については，十分に理解することが重要である．脂肪酸は，脂肪族炭化水素の末端に，**酸性を示すカルボキシ基**（−COOH）をもっている化合物である（図4.15）．

　脂肪酸は，一般に偶数個の炭素をもつ．炭素数2～6のものが**短鎖脂肪酸**，8～10のものが**中鎖脂肪酸**，12以上のものが**長鎖脂肪酸**である．短鎖脂肪酸を，低級脂肪酸ということもある．炭素数6～12を中鎖脂肪酸とする場合もある．食品中に含まれる脂肪酸（ほとんどは中性脂肪として存在）の大半は，長鎖脂肪酸である．

　二重結合（不飽和結合）の数によっても，脂肪酸は分類される．二重結合をまったくもたない脂肪酸が**飽和脂肪酸**，1つ以上もつものが**不飽和脂肪酸**といわれる．おもな脂肪酸について，表4.11にまとめた．食品中に含まれる主要な飽和脂肪酸は，パルミチン酸やステアリン酸などである．不飽和脂肪酸のうち，二重結合を1つもつものが一価不飽和脂肪酸，2つ以上もつものが多価不飽和脂肪酸である．代表的な一価不飽和脂肪酸は，オリーブ油や菜種油などに多く含まれるオレ

　　　　　　　　　　　　　　　　　　　　　　　　　　　　　4.　食品成分

図 4.15　脂肪酸の構造と種類

脂肪酸の炭素は, IUPAC（国際純正・応用化学連合）による命名法で, カルボキシ基側を1番として数える. また, 二重結合の位置は, 二重結合をもつ炭素の番号により表記される. たとえば, α-リノレン酸の表記は, 炭素18個, 二重結合3つ, 二重結合の位置を（ ）に示すと, 「C18：3（9,12,15）」となる.

しかし, 栄養学では, 反対側のメチル基から数えて何番目の炭素に最初の二重結合があるかが重要であるため, メチル基の炭素番号（＝脂肪酸の炭素数）をn, メチル基側から数えて最初に二重結合が現れる炭素をx番目として,（n−x）という表記法で表す. この表記法では, α-リノレン酸は,「C18：3（n−3）」となる.

α-リノレン酸の場合, 炭素数 n = 18 で, n−3 は 18−3 = 15 となり, n−3 は（9,12,15）で表記される15番の炭素の二重結合と同じ位置を示している. なお, ω3 といった表記法は, 現在では推奨されていない.

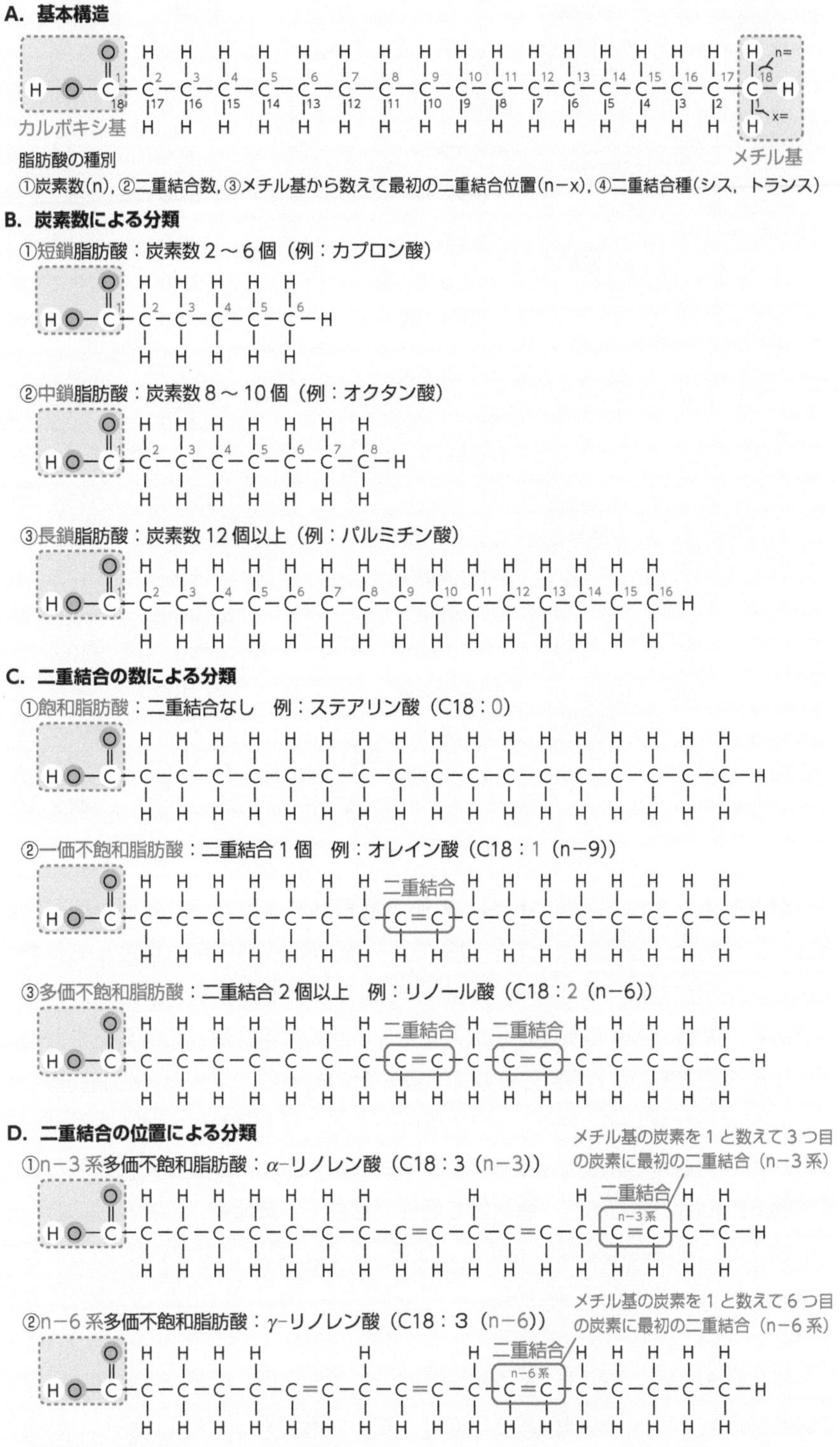

A. 基本構造

カルボキシ基　メチル基

脂肪酸の種別
①炭素数(n),②二重結合数,③メチル基から数えて最初の二重結合位置(n−x),④二重結合種（シス, トランス）

B. 炭素数による分類

①短鎖脂肪酸：炭素数2～6個（例：カプロン酸）

②中鎖脂肪酸：炭素数8～10個（例：オクタン酸）

③長鎖脂肪酸：炭素数12個以上（例：パルミチン酸）

C. 二重結合の数による分類

①飽和脂肪酸：二重結合なし　例：ステアリン酸（C18：0）

②一価不飽和脂肪酸：二重結合1個　例：オレイン酸（C18：1（n−9））

二重結合

③多価不飽和脂肪酸：二重結合2個以上　例：リノール酸（C18：2（n−6））

二重結合　二重結合

D. 二重結合の位置による分類

①n−3系多価不飽和脂肪酸：α-リノレン酸（C18：3（n−3））

メチル基の炭素を1と数えて3つ目の炭素に最初の二重結合（n−3系）

二重結合 n−3系

②n−6系多価不飽和脂肪酸：γ-リノレン酸（C18：3（n−6））

メチル基の炭素を1と数えて6つ目の炭素に最初の二重結合（n−6系）

二重結合 n−6系

2番目以降の二重結合は, 次の3の倍数の炭素にあるものがほとんどである. たとえば, ドコサヘキサエン酸（C22：6（n−3））の場合, n−3, n−6, n−9, n−12, n−15, n−18 番目の炭素に二重結合がある.

炭素数に による分類	不飽和度 （二重結合数） による分類	名　称	炭素数： 二重結合数 （系列）	融点 （℃）	おもな所在など
短鎖脂肪酸 （炭素数6以下）	飽和脂肪酸	酪酸	4：0	−7.9	バター
		ヘキサン酸	6：0	−3.4	バター
中鎖脂肪酸 （炭素数8〜10）		オクタン酸	8：0	16.7	バター，やし油
		デカン酸	10：0	31.6	バター，やし油
長鎖脂肪酸 （炭素数12以上）		ラウリン酸	12：0	44.2	バター，やし油
		ミリスチン酸	14：0	53.9	バター，やし油
		パルミチン酸	16：0	63.1	パーム油，バター，牛脂，ラード
		ステアリン酸	18：0	69.6	カカオバター，牛脂，ラード
	一価不飽和 脂肪酸	パルミトオレイン酸	16：1	−	魚油，牛脂，ラード
		オレイン酸	18：1（n-9）	13.4	オリーブ油，菜種油
		エライジン酸*1	18：1（n-9）	46.5	硬化油
		バクセン酸*1	18：1（n-7）	14.5	バター，牛脂
	多価不飽和 脂肪酸	リノール酸	18：2（n-6）	−5.1	大豆油，トウモロコシ油
		α-リノレン酸	18：3（n-3）	−10.7	エゴマ油，アマニ油
		γ-リノレン酸	18：3（n-6）	−	月見草油
		アラキドン酸	20：4（n-6）	−49.5	肝油，卵黄
		イコサペンタエン酸（IPA）*2	20：5（n-3）	−54.1	魚油
		ドコサヘキサエン酸（DHA）	22：6（n-3）	−44.3	魚油

表 4.11　脂肪酸の分類

*1　トランス脂肪酸

*2　旧名称：エイコサペンタエン酸（EPA）

特に重要な語句，脂肪酸名を赤字で示した．

イン酸である．オレイン酸はn-9系一価不飽和脂肪酸である．多価不飽和脂肪酸は，二重結合の位置によって，おもにn-3系多価不飽和脂肪酸とn-6系多価不飽和脂肪酸に分けられる．n-3系とn-6系の多価不飽和脂肪酸は，必須脂肪酸である．末端のメチル基側から数えて，3番目の炭素に最初の二重結合があるものがn-3系であり，6番目に最初の二重結合のあるものがn-6系の脂肪酸である．α-リノレン酸，イコサペンタエン酸（IPA）およびドコサヘキサエン酸（DHA）などが代表的なn-3系多価不飽和脂肪酸である．リノール酸は，代表的なn-6系多価不飽和脂肪酸である．脂肪酸を名称ではなく，炭素数，二重結合の数，それに加えて二重結合の位置で表すことが多い．たとえば，炭素数が18で2個の二重結合をもったn-6系の脂肪酸（リノール酸）は，18:2（n-6）というように表記される．

　一部を除き天然に存在する不飽和脂肪酸の二重結合は，水素が同じ側に結合しているシス型である（図4.16）．それに対して，水素が異なる側に結合しているトランス型の二重結合をもったものをトランス脂肪酸という．おもに，水素添加処理という油脂加工によって，硬化油を人工的に製造する際に生成する．天然にお

図 4.16　シス型およびトランス型脂肪酸の構造

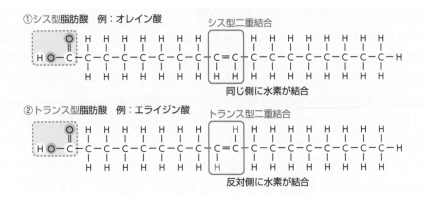

いては，反芻動物の胃の中に存在するバクテリアの作用によっても生成するので，これら動物の脂肪，たとえばバターや牛脂にも少量存在している．トランス脂肪酸は，ほかの脂肪酸同様に代謝されエネルギーとして利用されるが，過剰に摂取すると血中LDL-コレステロール濃度が上昇し，動脈硬化症のリスクを増加させる．

b. 中性脂肪（トリアシルグリセロール，トリグリセリド）

　脂肪酸とグリセロールがエステル結合したものが**中性脂肪**である（図4.17）．脂

図 4.17　中性脂肪（アシルグリセロール）の化学構造
3つ（トリ）の脂肪酸基（アシル基）とグリセロールが結合しているのでトリアシルグリセール．ジは2つ，モノは1つの意味を示す．
以降のモデル図では脂肪酸を同じ側に示す．

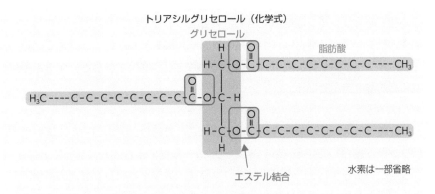

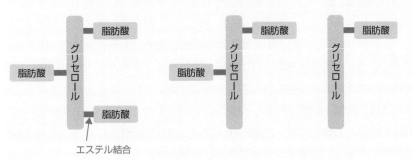

肪酸は，カルボキシ基をもっているため酸性であるが，カルボキシ基の部分がグリセロールのヒドロキシ基とエステル結合し酸性の性質は消失するので，中性脂肪は文字通り中性である．3つの脂肪酸が結合しているものは，**トリアシルグリセロール（トリグリセリド）**，2つのものは**ジアシルグリセロール**，1つのものは**モノアシルグリセロール**である．食品中に含まれる脂質の大部分は，トリアシルグリセロールである．室温で液状のものを油，固形状のものを脂と区別して使い分けることがある．両者を合わせて油脂という．ジアシルグリセロールやモノアシルグリセロールは，食品中にほとんど含まれないが，トリアシルグリセロールの消化吸収の過程で，消化管内において生成するので，栄養学的には重要な脂質である．

c. 食用油脂

食品中の脂質を抽出して食用油脂として用いられる．主成分は，トリアシルグリセロールである．それぞれの油脂は，多種の脂肪酸から構成されており，油脂により組成に特徴がある（表4.12）．脂肪酸の組成は，油脂の物理・化学的性質や栄養性を大きく左右する．たとえば，大半の植物油は，融点の低い不飽和脂肪酸を多く含むため常温で液状となる．しかし，パーム油やカカオバターは，飽和脂肪酸を多く含むため，常温では固形状である．植物油中は，必須脂肪酸であるn−3系やn−6系多価不飽和脂肪酸を含むものが多く，栄養学的に重要である．菜種油，オリーブオイルおよび高オレイン酸種のサフラワー油などは，一価不飽和脂肪酸であるオレイン酸を多く含む．大豆油，トウモロコシ油および高リノール酸種のサフラワー油などは，n−6系のリノール酸を多く含むのが特徴である．魚油は，イコサペンタエン酸(IPA)やドコサヘキサエン酸(DHA)など，n−3系多価不飽和脂肪酸を含んでいる．

d. リン脂質

リン脂質とは，リン酸を含む複合脂質のことであり，アルコールに脂肪酸およびリン酸が結合している（図4.18）．アルコール種により大きく2つに分けられ，グリセロールを含むものを**グリセロリン脂質**，スフィンゴシンなどの長鎖アミノアルコールを含むものを**スフィンゴリン脂質**という．食品中に含まれるおもなグリセロリン脂質には，コリンが結合したホスファチジルコリンやエタノールアミンが結合したホスファチジルエタノールアミンなどがある．ホスファチジルコリンは，**レシチン**ともいわれ，生体膜の主要な構成成分であるとともに，乳化剤としても加工食品上重要である．リン酸部分は親水性であるので，リン脂質は親油性と親水性の両方の性質をもつ．この両方の性質により，乳化力が生まれる．マヨネーズは，卵黄中に含まれるレシチンなどの乳化力（乳化力の主体は卵黄リポタンパク質）を利用して作られる．代表的なスフィンゴリン脂質として，脳や神経細胞などに多く存在しているスフィンゴミエリンがある．

表 4.12 油脂類のおもな脂肪酸組成 (g/脂肪酸総量 100 g)

	短鎖脂肪酸		中鎖脂肪酸 飽和脂肪酸			飽和脂肪酸			長鎖脂肪酸 一価不飽和脂肪酸		多価不飽和脂肪酸					出典	融点(℃)
	C4:0 酪酸	C6:0 ヘキサン酸	C8:0 オクタン酸	C10:0 デカン酸	C12:0 ラウリン酸	C14:0 ミリスチン酸	C16:0 パルミチン酸	C18:0 ステアリン酸	C16:1 パルミトレイン酸	C18:1 オレイン酸	C18:2 (n-6) リノール酸	C18:3 (n-3) α-リノレン酸	C20:4 (n-6) アラキドン酸	C20:5 (n-3) イコサペンタエン酸	C22:6 (n-3) ドコサヘキサエン酸		
動物油脂																	
ラード	–	–	–	0.1	0.2	1.7	25.1	14.4	2.5	43.2	9.6	0.5	0.1	0	0	a	28〜48
牛脂	–	–	–	0	0.1	2.5	26.1	15.7	3.0	45.5	3.7	0.2	0	0	0	a	35〜50
バター(無塩)	3.7	2.3	1.4	2.9	3.6	11.9	32.8	10.0	1.7	21.8	2.1	0.5	0.1	0	0	a	38〜48
植物油脂																	
菜種油	–	–	–	0	0.1	0.1	4.3	2.0	0.2	62.7	19.9	8.1	0	0	0	a	−12〜0
オリーブ油	–	–	–	0	0	0	10.4	3.1	0.7	77.3	7.0	0.6	0	0	0	a	0〜6
サフラワー油*1	–	–	–	0	0	0.1	4.7	2.0	0.1	77.1	14.2	0.2	0	0	0	a	−8〜−7
サフラワー油*2	–	–	–	0	0	0.1	6.8	2.4	0.1	13.5	75.7	0.2	0	0	0	a	–
大豆油	–	–	–	0	0	0.1	10.6	4.3	0.1	23.5	53.5	6.6	0	0	0	a	−8〜−7
トウモロコシ油	–	–	–	0	0	0	11.3	2.0	0.1	29.8	54.9	0.8	0	0	0	a	−15〜−10
エゴマ油	0	0	0	0	0	0	5.9	2.0	0.1	16.8	12.9	61.3	0	0	0	a	–
アマニ油	0	0	0	0	0	Tr	4.8	3.3	0.1	15.9	15.2	59.5	0	0	0	a	–
ヤシ油(ココナッツ油)	0	0.6	8.3	6.1	46.8	17.3	9.3	2.9	0	7.1	1.7	0.2	0	0	0	a	20〜28
パーム油	–	–	–	0	0.5	1.1	44.0	4.4	0.2	39.2	9.7	0.2	0	0	0	a	27〜50
カカオバター	–	–	–	0	0	0.1	25.6	34.6	0.2	34.7	3.3	0	0	0	0	b	32〜39
魚油																	
イワシ油	–	–	–	–	–	9	16	3.3	7.3	8.8	1	0.7	1.7	18.8	11.8	c	–
たらのあぶら	0	0	0	0	Tr	3.8	11.8	2.3	7.9	13.7	0.8	0.5	0.3	15.1	7.1	a	–

*1 高オレイン酸種. *2 高リノール酸種.
a 日本食品標準成分表 2020 (八訂) 脂肪酸成分表編. b 食品機能学 脂質. 和田俊, 後藤直宏 著. 丸善 (2004). c 油脂の特性と応用. 戸谷洋一郎 編. 幸書房 (2012).

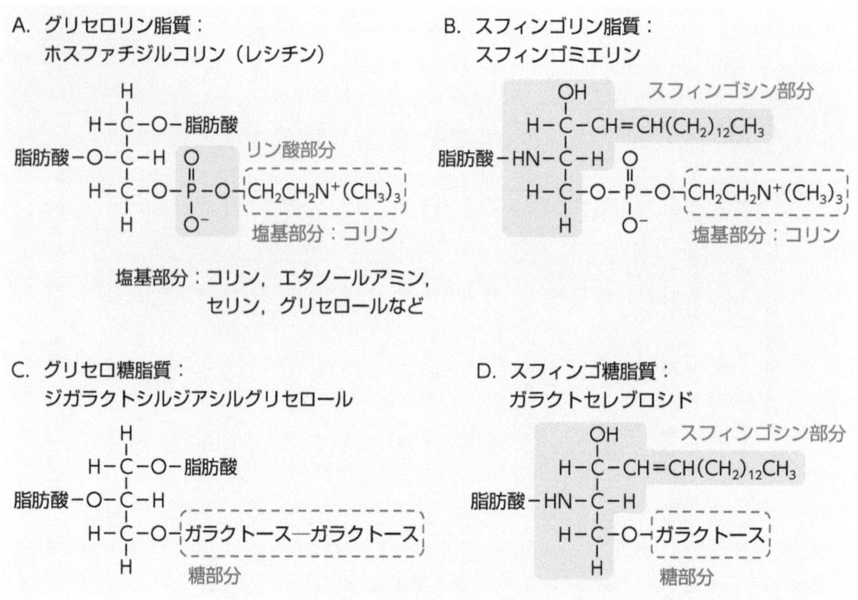

図 4.18　代表的なリン脂質および糖脂質の化学構造

A. グリセロリン脂質：
　　ホスファチジルコリン（レシチン）

```
          H
          |
      H-C-O-脂肪酸
          |     O
脂肪酸-O-C-H   ‖
          |     O
      H-C-O-P-O-CH₂CH₂N⁺(CH₃)₃
          |     |
          H     O⁻
```
リン酸部分
塩基部分：コリン

塩基部分：コリン，エタノールアミン，
　　　　　セリン，グリセロールなど

B. スフィンゴリン脂質：
　　スフィンゴミエリン

```
          OH            スフィンゴシン部分
          |
      H-C-CH=CH(CH₂)₁₂CH₃
          |
脂肪酸-HN-C-H   O
          |     ‖
      H-C-O-P-O-CH₂CH₂N⁺(CH₃)₃
          |     |
          H     O⁻
```
塩基部分：コリン

C. グリセロ糖脂質：
　　ジガラクトシルジアシルグリセロール

```
          H
          |
      H-C-O-脂肪酸
          |
脂肪酸-O-C-H
          |
      H-C-O-ガラクトース—ガラクトース
          |
          H
```
糖部分

D. スフィンゴ糖脂質：
　　ガラクトセレブロシド

```
          OH            スフィンゴシン部分
          |
      H-C-CH=CH(CH₂)₁₂CH₃
          |
脂肪酸-HN-C-H
          |
      H-C-O-ガラクトース
          |
          H
```
糖部分

e. 糖脂質

　糖脂質とは，分子内にリン酸を含まず，糖を含む脂質の総称である（図4.18）．動物の脳や神経には，スフィンゴ糖脂質の一つであるセレブロシドが含まれている．葉緑体などの植物組織中には，グリセロ糖脂質であるジガラクトシルジアシルグリセロールが存在している．

f. ステロール

　ステロールとは，ステロイド骨格と呼ばれる構造にヒドロキシ基（–OH）をもった化合物の総称である（図4.19）．動物性食品中に含まれるおもなステロールは，コレステロールである．コレステロールは，卵やレバーなどに多く含まれる（表4.13）．動物細胞膜の構成成分，体内で合成される性ホルモンや胆汁酸の材料として，重要な栄養素であるが，血中コレステロールが過剰になると動脈硬化を促進する．植物ステロールには，β–シトステロール，スチグマステロールおよびカンペステロールなどがある．植物ステロールは，胚芽油などに多く含まれている．キノコ類には，紫外線によりビタミンDへと変化するエルゴステロールが含まれる．生体内のコレステロールの一部は，脂肪酸とエステル結合し，コレステロールエステルとして存在している．

g. その他

(1) ロウ（ワックス）　　高級脂肪族アルコールと脂肪酸のエステルである．果実や葉の表面，動物の皮膚を保護する成分として存在する．ヒトは消化することはできないため，栄養的意義は低い．

(2) 不ケン化物　　油脂を水酸化ナトリウムなどのアルカリ性の水溶液中で加熱

図 4.19　ステロール
の化学構造

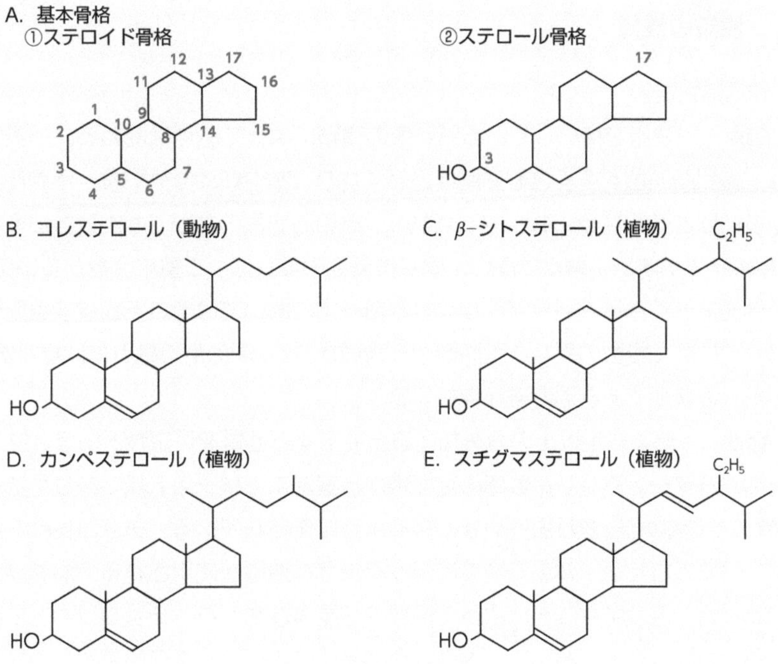

A. 基本骨格
①ステロイド骨格

②ステロール骨格

B. コレステロール（動物）

C. β−シトステロール（植物）　C_2H_5

D. カンペステロール（植物）

E. スチグマステロール（植物）　C_2H_5

表 4.13　食品中のコ
レステロール含有量
（可食部 100 g あたり）
［日本食品標準成分表
2020（八訂）］

分類	食品名	含有量（mg）	分類	食品名	含有量（mg）
魚介類	アンコウのきも	560	卵類	鶏卵（卵黄）	1,200
	イクラ	480		ピータン	680
	ウナギ（きも）	430		鶏卵（全卵）	370
	タラコ	350	乳類	ホイップクリーム（乳脂肪）	110
	ウニ	290		普通牛乳	12
肉類	フォアグラ	650	油脂類	バター	210
	鶏肉（レバー）	370		ラード	100
	豚肉（レバー）	250		牛脂	100
	牛肉（レバー）	240		シュークリーム	200
	牛肉（もも輸入）	61	菓子類	カステラ	160
	豚肉もも肉（脂身付）	67		カスタードプリン	120

＊工業的には安価な
水酸化ナトリウムが
使用され，分析など
では反応がより進み
やすい水酸化カリウ
ムが用いられる.

すると，脂肪酸ナトリウム（石鹸）とグリセロールに分解される＊. この反応を**ケ
ン化**という. ケン化を受けた成分のほとんどは水に溶けるようになるが，非水溶
性の成分を**不ケン化物**という. ステロール，スクワレン，脂溶性ビタミンやカロ
テンなどがその例である.

(3) 炭化水素　　代表的な炭化水素は，深海サメの肝油に含まれる**スクワレン**で
ある.

B. 脂質の性質

a. 物理的性質

(1) 融点　油脂を構成している脂肪酸の種類によって融点は変わる．一般に融点は，飽和脂肪酸を多く含む油脂ほど高くなり（固形状になりやすい），不飽和脂肪酸が多いほど低くなる（液状になりやすい）．飽和脂肪酸のなかでも炭素数が多いほど（炭素鎖が長いほど），融点は高い．同じ炭素数の場合は，二重結合数が多いほど，融点は逆に低くなる．トリアシルグリセロールにおいてはそれを構成する脂肪酸は単一ではなく複数の異なる脂肪酸から構成される．そのため融点には幅があり，半固形状の状態である温度帯が存在する．

(2) 物性　ある一定以上の力を加えると変形する性質を**可塑性**という．マーガリンは，バターと異なり冷蔵庫の温度帯から室温までペースト状であり可塑性を維持し，パンなどに塗り広げやすくなるように作られている．チョコレートなどでは，口に入れた後，体温ですぐに溶けるような油脂が使用される．油脂が固形化する場合，温度条件などによって複数の結晶構造をとる．チョコレートに用いられるカカオバターにおいて，温度処理の条件により結晶構造が変わり物性が異なるため，チョコレートの品質は大きく影響される．

(3) 粘度　粘度とは，液体を流動した時の抵抗の強さであり，流れにくさの指標である．液状油の粘度は，温度が上昇するにしたがって低下する．しかしながら，食用油を高温で使用し続けると，油脂が劣化し粘度は上昇する．粘度の上昇に伴い，大きな泡が出るようになる．

(4) その他　油脂の比重は，水よりも小さく室温で0.95程度である．油脂を200℃以上に加熱すると青味がかった油煙がでてくる．油脂の劣化に伴い，発煙しはじめる温度（発煙点）は，低下する．多くの油脂は，300℃以上に加熱すると，自然に発火する．この温度を発火点という．火事の原因になるので，油脂の過加熱には注意が必要である．

b. 化学的性質

　油脂の特性や品質を評価するために，いくつかの分析方法がある．特に重要な4つの分析値と水素添加やエステル交換といった化学反応を利用した油脂の加工法について以下に示す．

(1) ケン化価（SV）　ケン化価とは，油脂1gをケン化するのに必要な水酸化カリウムのmg数のことであり，油脂の分子量の指標として用いられる．分子量が大きい油脂ほど，1g中に含まれる分子数は少ないので，ケン化に必要な水酸化カリウムは少なくなる．したがって，分子量の大きい油脂ほど，ケン化価は小さくなる．

SV：saponification value

(2) ヨウ素価（IV）　ヨウ素価とは，油脂100gに付加されるヨウ素のg数のこ

IV：iodine value

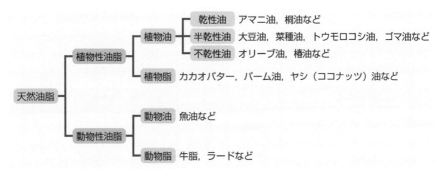

図 4.20　天然油脂の分類

とであり，不飽和度の指標として用いられる．油脂中の二重結合にヨウ素が付加する性質を利用した分析法である．不飽和度が高い（二重結合が多い）油脂ほど，ヨウ素価は高い．ヨウ素価の高い油脂ほど，酸化を受け劣化しやすい．ヨウ素価100以下の植物油脂を不乾性油（オリーブ油, ラッカセイ油など），100〜130を半乾性油（ナタネ油, ゴマ油など），130以上を乾性油（アマニ油, 桐油など）という．乾性油は，薄く塗り広げると，空気中の酸素によって酸化され，乾燥して樹脂状の被膜となる（図4.20）．

POV : peroxide value

(3) 過酸化物価（POV）　　過酸化物価とは，油脂1 kgあたりの過酸化物のミリ当量数（mEq）のことであり，初期段階における油脂酸化の指標として用いられる．過酸化物とは，空気中の酸素が不飽和脂肪酸の二重結合部分に結合したものである．酸化劣化が進むと，過酸化物は分解するので，劣化が極度に進んだ油脂や加熱した油脂では劣化の指標として用いることができない．即席めん類中の過酸化物価は，30を超えてはならないと食品衛生法で規定されている．

AV : acid value

(4) 酸価（AV）　　酸価とは，油脂1 gに含まれる遊離脂肪酸を中和するのに必要な水酸化カリウムのmg数のことであり，油脂の劣化や油脂製造における精製度の指標として用いられる．劣化した油脂は，加水分解により脂肪酸が分離し，遊離の脂肪酸が生成するので，酸価は上昇する．即席めん類中の酸価は，3を超えてはならないと食品衛生法で規定されている．

(5) 水素添加　　水素ガスを充塡して加圧した反応容器内に，ニッケルなどの金属触媒とともに油脂を入れ加熱することで，不飽和脂肪酸の二重結合に水素が付加され，一重結合（飽和結合）へと変えることができる．不飽和脂肪酸が飽和脂肪酸へと変化するため油脂の融点は上昇し，液状の油を半固形状や固形状の油脂にすることができる．このような油脂を，硬化油という．水素添加の程度を調整することで（部分水素添加），目的とする油脂の硬さや物性を得ることができる．硬化油は，マーガリンの原料やショートニングとして利用される．水素添加処理を行った植物油は，劣化しやすい不飽和脂肪酸が減少するため耐久性が向上する．長持ちするため，業務用のフライ油脂としても多く利用されてきた．しかしながら，

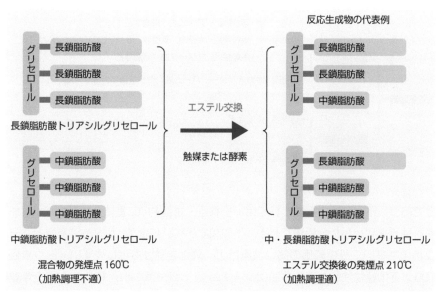

図 4.21　油脂のエステル交換反応の概略（モデル図）
脂肪酸の向きは同じにしている（図 4.17 参照）.

反応生成物の代表例

長鎖脂肪酸トリアシルグリセロール

中鎖脂肪酸トリアシルグリセロール

エステル交換

触媒または酵素

中・長鎖脂肪酸トリアシルグリセロール

混合物の発煙点 160℃
（加熱調理不適）

エステル交換後の発煙点 210℃
（加熱調理適）

水素添加の際に，副反応としてトランス脂肪酸が生成することが健康上の問題となっている.

(6) エステル交換　　触媒や酵素を利用してトリアシルグリセロール中の構成脂肪酸を，交換することができる（図4.21）. この反応が，**エステル交換反応**である. 融点や可塑性などといった物理的な特性は，分子内の構成脂肪酸の組み合わせによって大きく変化する. エステル交換によって，食品として望ましい物理的な特性を得ることができる. たとえば，中鎖脂肪酸を3つ構成脂肪酸とするトリアシルグリセロールは，発煙点が低く，加熱調理に適さない. 一般的な植物油と単純に混合するだけでは，発煙点は低いままであるが，エステル交換を行うことで，発煙点は改善され加熱調理に適するようになる. エステル交換技術は，中鎖脂肪酸を含んだ調理油やチョコレート用の油脂の製造に活用されている.

C.　脂質の生理作用

a.　エネルギー源

　脂質1gあたりのエネルギーは約9kcalであり，タンパク質や炭水化物の2倍以上である. 脂質を多く含む食事は，効率よくエネルギーを摂取できる反面，過剰摂取になりやすい. 極端に脂肪の少ない食事は，塩分摂取が増加し，必須脂肪酸不足や炭水化物の摂取が過剰になることから好ましくない. 総エネルギーに占める脂質の割合は，成人で20～30%が望ましいとされている. 低脂肪食よりも高脂肪食が肥満を引き起こしやすいと思われがちであるが，意外なことに高脂肪食自体が肥満を促進するかどうかについて結論は出ていない. 高脂肪食であるかどうかよりも，摂取する総エネルギー量のほうが肥満と関連するとの考え方が

図 4.22　n-6系およ
び n-3 系脂肪酸の代
謝経路
TX：トロンボキサ
ン（thromboxane），
PG：プロスタグラン
ジン（prostaglandin），
LT：ロイコトリエン
（leukotriene）．n-6
系と n-3 系脂肪酸は，
それぞれの経路で代謝
され，生理作用の異な
るイコサノイドが生成
する．

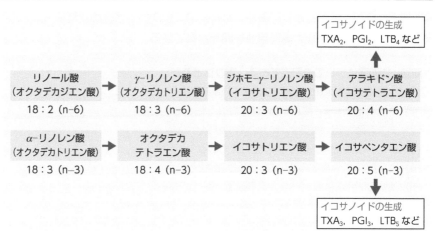

現在では主流である．

b.　必須脂肪酸およびエイコサノイドの材料

　必須脂肪酸が欠乏すると皮膚炎などの症状が起こる．また，n-3系脂肪酸は，神経機能の維持に働いている．日常的な食生活では，必須脂肪酸が不足することはほとんどない．n-6系およびn-3系多価不飽和脂肪酸は，生体内において図4.22のように代謝される．炭素数が20であるアラキドン酸（n-6系）およびイコサペンタエン酸（n-3系）から，トロンボキサン（TX），プロスタグランジン（PG），ロイコトリエン（LT）などさまざまな生理活性物質が生成される．この生理活性物質を総称して，イコサノイド（旧名称エイコサノイド）という．

c.　生体の構成成分

　エネルギーが不足した場合には脂肪組織中の脂肪が供給される．脂肪組織は，クッションのように各臓器を保護したり，外界からの温度差を緩衝したりする役割も果たしている．脂肪組織が大幅に減少すると，脂肪組織から分泌される女性ホルモンが低下し，無月経になることがある．リン脂質，コレステロール，糖脂質は，生体膜の構成成分として重要な機能を果たしている．脳や神経細胞中にも脂質が多く含まれており，正常な神経の機能維持に必要な成分である．

d.　その他注目される機能性脂質

（1）植物ステロール　　植物ステロールは，消化管でほとんど吸収されない．コレステロールと構造がよく似ていることから，コレステロールの吸収を抑える作用がある．この機能を応用して植物ステロールを保健機能成分とした特定保健用食品が開発されている．

（2）中鎖脂肪酸　　中鎖脂肪酸は，胆汁酸ミセルを形成しないため吸収されやすく，エネルギーとして利用されやすいという特徴がある．そのため中鎖脂肪酸油（MCTオイル）は，高齢者のエネルギー補給のために利用されている．また，長鎖

脂肪酸と比較して体脂肪として蓄積されにくいことから，体脂肪が気になる人向けに特定保健用食品として調理用油が開発されている．

問題　脂肪酸についての記述である．誤りはどれか．

[平成 25 年度栄養士実力認定試験第 10 回問題 28]

(1) 不飽和脂肪酸は，二重結合を持つ．
(2) ヨウ素価の低い油脂は，酸化されやすい．
(3) α-リノレン酸は，n-3 系の脂肪酸である．
(4) 炭素数が 2 〜 6 個のものを，短鎖脂肪酸という．
(5) 油脂の酸化により，トランス脂肪酸が生成される．

4.5 | ビタミン

　ビタミンとは極微量で動物の生理機能を調節する有機化合物であり，動物の体内では合成されず，それ自体はエネルギー源とならない必須栄養素である．ビタミンの分類はその溶解性から**脂溶性ビタミン**と**水溶性ビタミン**に大別される（表4.14）．水溶性ビタミンはほとんどが補酵素として働いている．一方，脂溶性ビタミンは必ずしも補酵素としてではなく，生物活性物質として体内で機能するものが多い（図4.23）．ビタミンは欠乏すると特定の欠乏症状を示す．脂溶性ビタミンは体内に蓄積され過剰症を発症しやすく，とりすぎに注意が必要である．水溶性ビタミンは必要量以上に摂取しても，体内に蓄積されにくく尿中に排泄されるので，毎日必要量を摂取しなければならない．

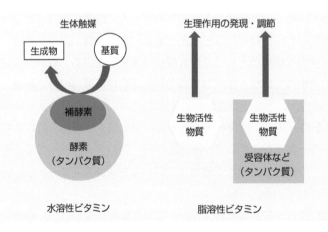

図 4.23　水溶性ビタミンと脂溶性ビタミンの生理機能の相違
水溶性ビタミンは主として生体触媒である酵素の補酵素として作用する．一方，脂溶性ビタミンはそれ自体が生物活性物質として作用するか，受容体（タンパク質）などと結合して生理作用を発現するものがある．

表 4.14 ビタミンの種類とおもな摂取源

分類	慣用名	化学物質名	主要な食品群と各食品の含有量（100 g 中）	そのほかの事項
脂溶性ビタミン	ビタミン A	レチノール	緑黄色野菜：ホウレンソウ（生 350 µg[*1]），ニンジン（生 720 µg[*1]），カボチャ（西洋生 330 µg[*1]），魚介類：ウナギ（生 2,400 µg[*1]），肉類：鶏肝臓（生 14,000 µg[*1]），乳類：普通牛乳（38 µg[*1]）	カロテノイドの一部はプロビタミン A として機能
	ビタミン D	D₂, エルゴカルシフェロール D₃, コレカルシフェロール	魚介類：シロサケ（生 32 µg），サンマ（皮つき生 16.0 µg），卵類：鶏卵（全卵生 3.8 µg），キノコ類：キクラゲ（ゆで 8.8 µg），乾シイタケ（ゆで 1.4 µg）	プロビタミン D₂（エルゴステロール）およびプロビタミン D₃（7-デヒドロコレステロール）が紫外線照射で生成
	ビタミン E	トコフェロール	野菜類：ホウレンソウ（ゆで 2.6 mg[*2]），コマツナ（ゆで 1.5 mg[*2]），魚介類：ウナギ（生 7.4 mg[*2]），マグロ（缶詰油漬フレークホワイト 8.3 mg[*2]），油脂類：大豆油（10.0 mg[*2]），米ぬか油（26.0 mg[*2]），種実類：アーモンド（乾 30.0 mg[*2]）	ヒトでは，α-トコフェロールのみがビタミンとしての生理活性を有する
	ビタミン K	K₁, フィロキノン K₂, メナキノン	野菜類：モロヘイヤ（ゆで 450 µg），藻類：ワカメ（生 140 µg），豆類：糸引き納豆（600 µg），油脂類：大豆油（210 µg）	納豆のメナキノン-7 が重要
水溶性ビタミン	ビタミン B₁	チアミン	肉類：豚ロース赤肉（生 0.80 mg），ボンレスハム（0.90 mg），穀類：玄米（0.41 mg），七分つき米（0.24 mg），野菜類：ホウレンソウ（生 0.11 mg），エダマメ（ゆで 0.24 mg），豆類：ダイズ（乾 0.71 mg）	活性型：TPP
	ビタミン B₂	リボフラビン	乳類：普通牛乳（0.15 mg），卵類：鶏卵（生 0.37 mg），肉類：豚ヒレ赤肉（生 0.25 mg），鶏肝臓（1.80 mg）	活性型：FMN，FAD
	ナイアシン	ニコチン酸，ニコチンアミド	魚介類：マアジ（生 5.5 mg），ウルメイワシ（丸干し 16.0 mg），肉類：豚肝臓（生 14.0 mg），穀類：玄米（6.3 mg）	活性型：NAD，NADP
	ビタミン B₆	ピリドキシン	肉類：豚かた赤肉（生 0.36 mg），鶏肉ささ身（生 0.66 mg），野菜類：モロヘイヤ（生 0.35 mg），ニンニク（1.53 mg），魚介類：クロマグロ（天然赤身生 0.85 mg），カツオ（生 0.76 mg）	活性型：PLP
	ビタミン B₁₂	コバラミン	肉類：牛肝臓（生 53.0 µg），魚介類：シジミ（生 68.0 µg），アサリ（52.0 µg），カタクチイワシ（煮干し 41.0 µg），乳類：カマンベールチーズ（1.3 µg）	活性型：アデノシルコバラミン，メチルコバラミン．市販の安定型は，シアノコバラミン
	葉酸	葉酸	野菜類：ホウレンソウ（生 210 µg），コマツナ（生 110 µg），エダマメ（生 320 µg），穀類：小麦ハイガ（390 µg），果実類：ライチー（生 100 µg），肉類：鶏肝臓（生 1,300 µg）	天然型：ポリグルタミン酸誘導体
	パントテン酸	パントテン酸	穀類：玄米（1.37 mg），ソバ（生 1.09 mg），肉類：豚かた赤肉（生 1.07 mg），鶏肝臓（10.0 mg），豆類（納豆 3.60 mg）	CoA の構成成分
	ビオチン	ビオチン	肉類：牛肝臓（生 76.0 µg），鶏肝臓（生 230.0 µg），種実類：アーモンド（フライ味付け 60.0 µg），落花生（乾 92.0 µg），豆類：大豆（乾 28.0 µg）	卵白アビジンと結合して吸収阻害
	ビタミン C	アスコルビン酸	果実類：温州ミカン（普通生 32 mg），カキ（甘カキ生 70 mg），野菜類：ブロッコリー（生 140 mg），赤ピーマン（生 170 mg）	ヒト，サル，モルモットのみが作れない

*1 レチノール活性当量，*2 α-トコフェロール

A. ビタミンの発見

　ビタミン発見の歴史は，長い間人類を苦しめてきた原因不明の病気（脚気，ペラグラ，壊血病，くる病，悪性貧血（巨赤芽球性貧血）などのビタミン欠乏症）の克服の歴史でもある．ビタミンの発見は1897年にエイクマンがニワトリの脚気症状を米糠を与えて治療したことに端を発し，鈴木梅太郎とフンクがそれぞれ米糠から有効成分(抗脚気因子)を取り出した．これが現在のビタミンB_1に相当する．1915年マッカラムはネズミの成長に必要なビタミンは脂溶性のものと水溶性のものがあることを明らかにした．その後，次々と新しいビタミンが発見された．脂溶性ビタミンとしてビタミンA，D，E，Kが見いだされ，水溶性ビタミンとして，上述のビタミンB_1のほかに，ビタミンB_2，ナイアシン，ビタミンB_6，パントテン酸，葉酸，ビオチン，ビタミンB_{12}，ビタミンCが発見された．しかし，1948年フォルカースとスミスによりビタミンB_{12}が見いだされて以来，新しいビタミンは発見されていない．その後，それぞれのビタミンについての研究が深められ，その作用機構が解明された．また，新たな作用も発見されてきている．

　一方，時代の変化による食生活の多様化の中で，新たなビタミンの欠乏状況も報告されている．食べものの好き嫌いやダイエット，あるいはサプリメントの使用などで，本来の食事バランスが変化し，微量栄養素の摂取がいっそう困難になっていることがある．なお，ビタミンの多くはアルファベット名で呼ばれるが，命名法に統一性がないために化学物質名で呼ぶように提唱されている(表4.14)．

B. 脂溶性ビタミン

a. ビタミンA（レチノール）

(1) 作用と欠乏症　　ビタミンAは視覚をつかさどる視物質の構成成分として重要な役割を果たしている．また，成長促進や粘膜の機能保持などにも関与している．ビタミンAが欠乏すると成人では夜盲症を発症し，乳幼児の場合は眼球乾燥症を起こし，完全に失明する場合がある．また，体内の上皮細胞に障害が起こり，皮膚は角質化し，粘膜も乾燥して細菌の感染を受けやすくなる．過剰摂取により過剰症（頭痛や肝臓障害など）がひき起こされるので，食事摂取基準において耐容上限量が設けられている．

(2) プロビタミンA　　ニンジン，カボチャ，ノリ，ワカメ，緑黄色野菜に含まれるカロテノイドの一部（β-カロテン，α-カロテン，β-クリプトキサンチンなど）は体内でビタミンAに変換されるので，**プロビタミンA**という（図4.24）．食品中のβ-カロテンは吸収率が低く(約17%)，そのうち約50%がビタミンAになる．

(3) おもな食品　　ビタミンAはレバー，ウナギ，卵黄，バターなど動物性食品に多く含まれる．β-**カロテン**などを含むニンジン，カボチャもビタミンAの給

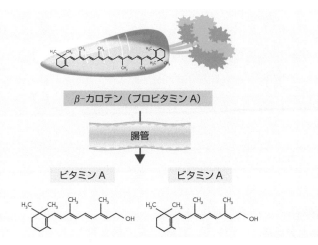

図 4.24 *β*−カロチン
（プロビタミン A から
ビタミン A の生成）
食品中の *β*−カロテン
は小腸で吸収され，腸
管粘膜の酵素で 2 分
子のビタミン A とな
る．*β*−カロテンのよ
うな化合物をプロビタ
ミン A という．

β−カロテン（プロビタミン A）

腸管

ビタミン A　　　　　　ビタミン A

源になる（表4.14）．

(4) 食品中のビタミンA量　　食品成分表でビタミンAは，食品可食部100 gあ
たりのレチノール量，*α*および*β*−カロテン量，*β*−クリプトキサンチン量，*β*−カ
ロテン当量ならびにレチノール活性当量で示されている．*β*−カロテン当量（*μ*g）
は，*β*−カロテン（*μ*g），*α*−カロテン（*μ*g）の1/2，*β*−クリプトキサンチン（*μ*g）の1/2
の和として算出されている．また，レチノール活性当量（*μ*gRAE）は，レチノール
量（*μ*g）と*β*−カロテン当量（*μ*g）の1/12の和で示される．

b.　ビタミンD（カルシフェロール）

(1) 作用と欠乏症　　ビタミンDはカルシウムの吸収と代謝の調節に関与してい
る．ビタミンDが欠乏すると乳幼児・小児ではくる病となり，成人では骨軟化
症になる．その摂取は，骨粗鬆症の予防に重要である．過剰摂取により骨の石灰
化などの過剰症が報告されており，食事摂取基準において耐容上限量が設けられ
ている．

(2) プロビタミンD　　ビタミンDにはD$_2$とD$_3$があり，ビタミンD$_2$は植物性で
あるエルゴステロールに紫外線があたって生成する（図4.25）．ビタミンD$_3$は動物
の体内で合成される7−デヒドロコレステロール（プロビタミンD$_3$）が，皮膚で紫外
線照射により生成する．ビタミンD$_3$は体内で合成されるので，正確にはビタミ
ンではなくホルモンの一種といえる．

(3) おもな食品　　ビタミンDの給源はほとんど動物性食品である．ビタミンD
を多く含む食品は鮮魚と魚の加工品，卵黄などである（表4.14）．キノコにはプロ
ビタミンD$_2$であるエルゴステロールを多く含む．

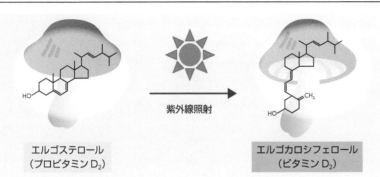

図 4.25 プロビタミンD

エルゴステロール
（プロビタミンD_2）

紫外線照射

エルゴカロシフェロール
（ビタミンD_2）

c. ビタミンE（トコフェロール）

(1) 作用と欠乏症　ビタミンEは体内で抗酸化剤*として働き，生体膜機能の維持に関与している．また，生活習慣病や老化を防ぐ作用もあるといわれている．α，β，γ，δなどの形態をしたトコフェロールがあるが，α-**トコフェロール**が優先的に体内に輸送されて機能する．ビタミンEの欠乏はネズミでは不妊をひき起こすが，ヒトでははっきりしていない．ビタミンEの過剰摂取は出血作用を示すことから，食事摂取基準において容容上限量が設けられている．

(2) おもな食品　ビタミンEは概して植物油に多く含まれ，アーモンド，ナッツ類などに多い（表4.14）．

d. ビタミンK

(1) 作用と欠乏症　ビタミンKには天然に存在するK_1（フィロキノン）とK_2（メナキノン）がある．ビタミンKは血液凝固に関与するビタミンである．欠乏すると出

*抗酸化剤とは，生体内物質が酸化されるのを防ぐ働きをするもの

表 4.15　18 ～ 29 歳のビタミン食事摂取基準

注：かっこ内の数値は女性の食事摂取基準を示した．
*1　RAE ＝レチノール活性当量，*2　a－トコフェロールについて算定，*3　NE＝ナイアシン当量，*4　ニコチンアミドの重量（mg ／日），[ ]内はニコチン酸の重量（mg ／日），*5　ピリドキシンの重量，*6　シアノコバラミンの重量，*7　プテロイルモノグルタミン酸の重量，*8　通常の食品以外の食品に含まれる狭義の葉酸に適用［日本人の食事摂取基準（2020 年版）］

	ビタミン	推定平均必要量	推奨量	目安量	耐容上限量
脂溶性ビタミン	ビタミン A（μgRAE*1/日）	600 (450)	850 (650)	—	2,700 (2,700)
	ビタミン D（μg/日）	—	—	8.5 (8.5)	100 (100)
	ビタミン E（mg/日）*2	—	—	6.0 (5.0)	850 (650)
	ビタミン K（μg/日）	—	—	150 (150)	—
水溶性ビタミン	ビタミン B_1（mg/日）	1.2 (0.9)	1.4 (1.1)	—	—
	ビタミン B_2（mg/日）	1.3 (1.0)	1.6 (1.2)	—	—
	ナイアシン（mgNE*3/日）	13 (9)	15 (11)	—	300 [80] (250 [65]) *4
	ビタミン B_6（mg/日）	1.1 (1.0)	1.4 (1.1)	—	55 (45) *5
	ビタミン B_{12}（μg/日）*6	2.0 (2.0)	2.4 (2.4)	—	—
	葉酸（μg/日）*7	200 (200)	240 (240)	—	900 (900) *8
	パントテン酸（mg/日）	—	—	5 (5)	—
	ビオチン（μg/日）	—	—	50 (50)	—
	ビタミン C（mg/日）	85 (85)	100 (100)	—	—

血が止まらなくなる．また，ビタミンKは骨代謝においても重要な役割を果たしている．ビタミンKの過剰症の報告はない．

(2) おもな食品　ビタミンKを多く含む食品はノリ，ワカメなどの藻類，ホウレンソウ，春菊などの野菜，糸引き納豆などである（表4.14）．野菜には，フィロキノンが主要形態であり，糸引き納豆および鶏肉でのおもな形態はメナキノンである．ビタミンKは血液凝固に働くビタミンであるため，血栓症や梗塞など血液が凝固しやすい症例ではビタミンKの摂取過剰は禁物である．特にビタミンK含有量の高い糸引き納豆は注意する必要がある．表4.15にビタミンの食事摂取基準を示す．

C.　水溶性ビタミン

a.　ビタミンB_1（チアミン）

(1) 作用と欠乏症　ビタミンB_1は糖の代謝に関与する酵素の補酵素として作用する．そのためビタミンB_1の必要量は炭水化物の摂取量に依存する．天然に存在するビタミンB_1は遊離のビタミンB_1とこれにリン酸が結合したビタミンB_1リン酸エステルである．ビタミンB_1二リン酸エステルは活性型（補酵素型）ビタミンB_1（チアミンピロリン酸：TPP）である（図4.26）．ビタミンB_1が欠乏すると多発性神経炎を起こし，脚気，倦怠感などを生じる．過剰症の報告はない．

(2) ビタミンB_1誘導体　ビタミンB_1誘導体のアリチアミンは脂溶性で体内によく吸収され貯蔵される．この誘導体はニンニクの成分（アリシン）とビタミンB_1の反応生成物である．

(3) おもな食品　ビタミンB_1は玄米，小麦麦芽，大豆，ノリ，豚肉に多く，豚肉から20%供給されている（表4.14）．食品におけるビタミンB_1は主としてリン酸エステル型として存在する．

b.　ビタミンB_2（リボフラビン）

(1) 作用と欠乏症　ビタミンB_2は細胞内の酸化還元に関与する多くの酵素の補酵素として作用し，糖質，アミノ酸，脂肪酸の代謝に関与する．ビタミンB_2は体内においてリン酸エステル型で存在する．そのリン酸エステル型にはFMN（フ

図 4.26　活性型ビタミンへの変換
食品中のビタミンは体内に吸収された後，活性型ビタミンに変えられ，生理作用を発現する．

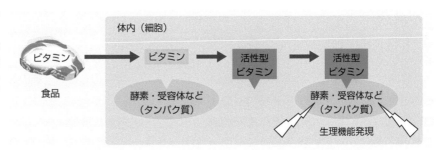

ラビンモノヌクレオチド)とFAD（フラビンアデニンジヌクレオチド)があり，これらは活性型(補酵素型)ビタミンB_2である．ビタミンB_2は光に非常に不安定である．欠乏すると皮膚が荒れ，特に口のまわりに異常が生じる（口角炎，舌炎など）．過剰症の報告はない．

(2) おもな食品　ビタミンB_2を多く含む食品はレバー，ノリ，ウナギ，卵黄などである（表4.14）．ビタミンB_2の大半は補酵素型で存在する．

c.　ナイアシン

(1) 作用と欠乏症　ナイアシンはニコチン酸とニコチンアミドの総称であり，一部体内でアミノ酸のトリプトファンからも合成される．ニコチンアミドは補酵素NAD（ニコチンアミドアデニンジヌクレオチド）およびNADP（ニコチンアミドアデニンジヌクレオチドリン酸）の構成成分である．ナイアシンは細胞内の多くの重要な酸化還元反応に関与する．欠乏すると皮膚炎（ペラグラ）などを生じる．ニコチン酸やニコチンアミドに過剰症(消化器系および肝臓の障害)があり，食事摂取基準において耐容上限量が設けられている．

(2) おもな食品　レバー，肉類，マグロ，カツオなど魚介類がナイアシンを多く含んでいる（表4.14）．穀物中のナイアシンの多くは難消化性の糖質結合型で存在しており，その有効性は低い．コーヒー豆はトリゴネリン（1-メチルニコチン酸）に富む．

d.　ビタミンB_6（ピリドキシン）

(1) 作用と欠乏症　ビタミンB_6はアミノ酸の代謝に関与する酵素の補酵素として作用する．ビタミンB_6の必要量はタンパク質の摂取が多いと増加する．天然に存在するビタミンB_6はピリドキシン，ピリドキサール，ピリドキサミンの3種がある．ピリドキサールリン酸(PLP)エステルは活性型(補酵素型)ビタミンB_6である．欠乏すると皮膚炎，湿疹などが生じる．大量摂取による過剰症(感覚神経障害)の報告があるので，食事摂取基準において耐容上限量が設けられている．

(2) おもな食品　小麦胚芽，レバー，肉類，大豆，魚介類に多く含まれる（表4.14）．動物性食品にはピリドキサールが主として含まれ，植物性食品にはピリドキシンが主として存在しているが，その多くは有効性の低いピリドキシンβ-グルコシドである．

e.　パントテン酸

(1) 作用と欠乏症　パントテン酸は補酵素A（コエンザイムA：CoA）の構成成分であり，グルコースや脂肪酸の代謝において重要な役割を果たしている（図4.27）．欠乏症は起こりにくいが，欠乏状態が進むと疲労，頭痛，手足のしびれと痛みなどの全身症状が見られる．過剰症の報告はない．

(2) おもな食品　レバー，魚介類をはじめ多くの食品に含まれる（表4.14）．

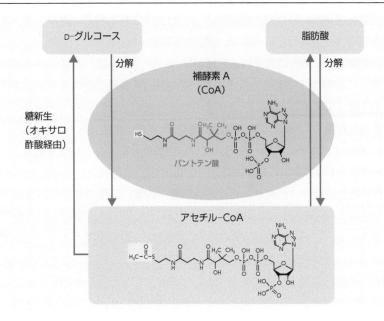

図 4.27 パントテン
酸と補酵素 A

f. 葉酸

(1) 作用と欠乏症　　葉酸は核酸やアミノ酸の代謝に関与している．欠乏症は巨赤芽球性貧血である．また，葉酸，ビタミンB_6，ビタミンB_{12}の欠乏は，高ホモシステイン血症の原因となる．過剰症（神経障害や紅斑）の報告があり，食事摂取基準において耐容上限量が設けられている．また，妊娠を計画している女性などでは，胎児の神経管閉鎖障害のリスク低減のために葉酸のサプリメントなどから付加的に葉酸を摂取することが望まれている．

(2) おもな食品　　葉酸を多く含む食品は野菜類（特にホウレンソウ，キャベツ），大豆，穀類であり，動物性食品ではレバー，卵黄，魚介類である（表4.14）．食品中の葉酸は還元型や炭素1個の単位で置換されたものやグルタミン酸結合数の異なるポリグルタミン酸誘導体などの多様な形態で存在している．

g. ビタミンB_{12}（シアノコバラミン）

(1) 作用と欠乏症　　ビタミンB_{12}はコバルト（Co）を含んでおり，「赤いビタミン」と呼ばれ，極微量で有効である．ビタミンB_{12}は核酸とアミノ酸の代謝に関与している．欠乏症は巨赤芽球性貧血である．過剰症の報告はない．

(2) おもな食品　　ビタミンB_{12}は植物性食品にはほとんど含まれず（ただし，食用藻類の一部には多量に含有する），動物性食品より摂取する．レバー，魚介類，肉類などに多く含まれる（表4.14）．

h. ビオチン

(1) 作用と欠乏症　　ビオチンは補酵素として炭酸固定反応や炭酸転移反応に不可欠であり，糖新生，脂肪酸合成，アミノ酸代謝などと深くかかわっている．食

品中に広く含まれ，また腸内細菌によっても合成されるので，通常の食事をしているかぎり欠乏症状は起こらない．過剰症の報告はない．

(2) 卵白障害　　卵白に含まれる**アビジン**（糖タンパク質）は，ビオチンと結合してビオチンの腸管からの吸収を阻害する．生の卵白を多量に摂取するとビオチン欠乏症を発生することがある．

(3) おもな食品　　特にレバー，肉類，魚介類，卵黄，大豆に多く含まれている（表4.14）．食品中ビオチンのほとんどはタンパク質結合型として存在する．

i.　ビタミンC（アスコルビン酸）

(1) 作用と欠乏症　　ビタミンCは結合組織，軟骨，毛細血管を構成するコラーゲンの合成に関与している．また，ビタミンEと共同して脂質の酸化を防ぐ抗酸化作用を示す．このほかアミノ酸の代謝，鉄吸収，副腎皮質ホルモンの合成などに関与する．生体異物の解毒にもビタミンCは役立つ．ビタミンCは強い還元性を示し，食品成分表では酸化型と還元型ビタミンCを合計した総ビタミンC量で表されている．ビタミンCが欠乏すると壊血病を起こす．ビタミンCをつくれない動物はヒト，サル，モルモットだけである．過剰症の報告はない．

(2) おもな食品　　ビタミンCを多く含む食品は植物性食品で，野菜，果物に豊富に存在する（表4.14）．多くの加工食品には酸化防止剤としてビタミンCを添加している．

D.　各種ビタミンの加工・調理における安定性

ビタミンの多くは酸素，光，熱により分解されやすい（表4.16）．酸化されやすいビタミンとしてビタミンA，D，E，C，B_1，葉酸があり，光分解されやすいビタミンとしては，脂溶性ビタミンならびに水溶性ビタミンC，B_2，B_6，B_{12}，葉酸がある．

また，ビタミンKとナイアシンを除いたすべてのビタミンは熱に弱い．食品中のビタミンは一般に加工，調理，保存中に減少するが，その原因は上述の酸素，光，熱による分解のほかに，不可食部の廃棄，調理による煮汁への溶出などがある（図4.28）．

たとえば，牛乳を加熱するとそのビタミンB_{12}の大半は失われる．動物性食品におけるビタミンB_6は加熱などにより非利用型に変化する．また，ビタミンC，B_2，DおよびEの大部分は食品の加工や保存中に光や酸素により分解される．小麦および米におけるビタミンB_1の大半は小麦粉や精白米の製造中に失われる．

さらに，ビタミンB_1はチアミナーゼにより，ビタミンCはアスコルビン酸オキシダーゼにより分解されるように，食品中の酵素により分解される場合もある．一方，トウモロコシに含まれるナイアシンは石灰水処理により結合型ナイアシンが利用可能なナイアシンに転換されたり，コーヒー豆に含まれるトリゴネリンは

表 4.16 ビタミンの
安定性
×：不安定

	光	熱	空気（酸素）	酸	アルカリ
ビタミン A	×	×	×		
ビタミン D	×	×	×		
ビタミン E	×	×	×		
ビタミン K	×			×	×
ビタミン B₁		×	×		×
ビタミン B₂	×				
ナイアシン					
ビタミン B₆	×		×		×
ビタミン B₁₂	×		×	×	×
葉酸	×	×	×		
パントテン酸		×		×	×
ビオチン					
ビタミン C	×	×	×		

図 4.28 ビタミンの
調理損失

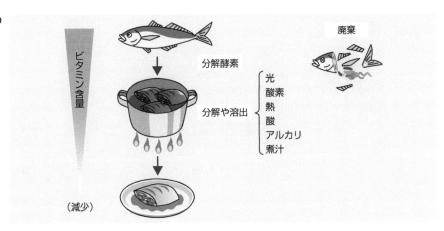

加熱により有効なニコチン酸に変換されるなど，加工することにより逆に有効性
が向上する例も報告されている．また，エルゴステロールや7−デヒドロコレス
テロールなどは紫外線照射によりそれぞれビタミン D₂ とビタミン D₃ に転換され
る．食品におけるビタミンの有効性はビタミンの存在形態ならびに加工，調理，
保存におけるその変化を十分検討したうえで評価されるべきである．

ビタミンの構造を図 4.29 にまとめて示した．

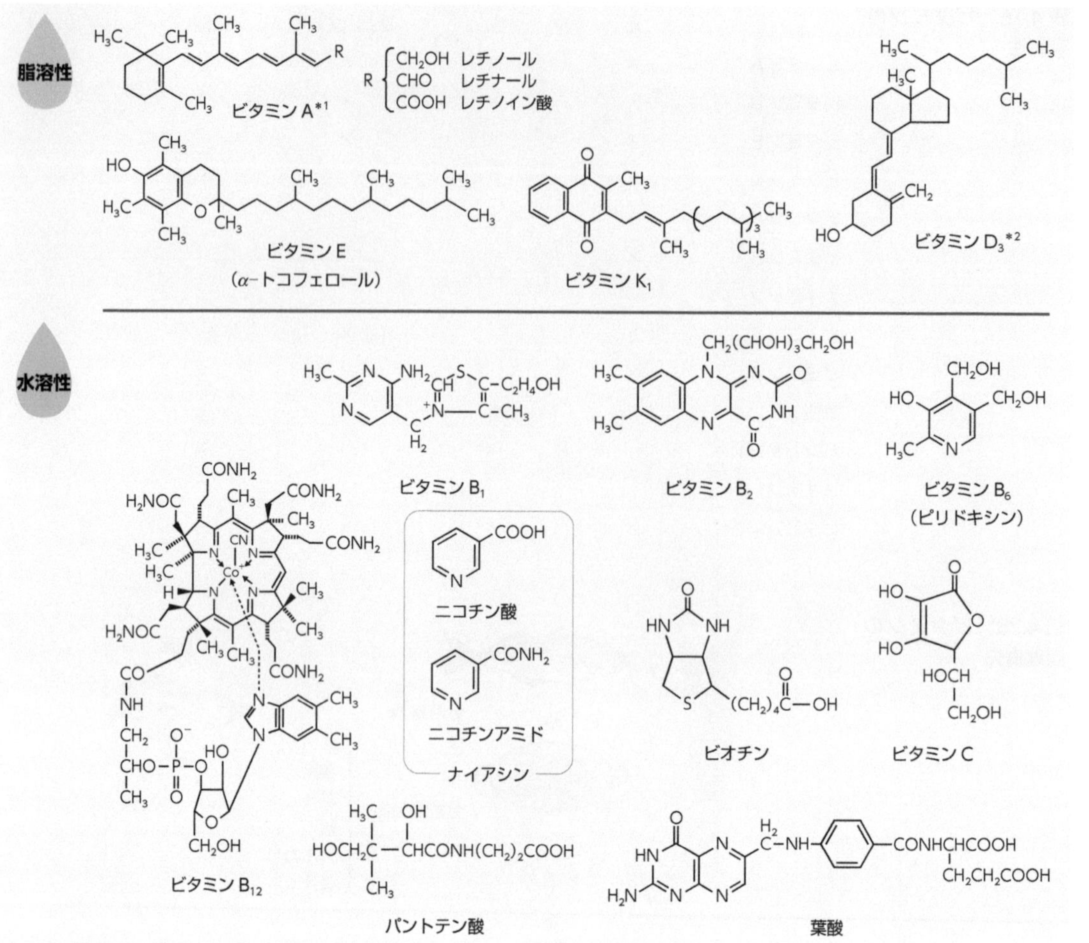

脂溶性

水溶性

図 4.29 ビタミン
の構造
*1 このほかに β-
カロテン，α-カロ
テン，β-クリプト
キサンチンなど 50
種類におよぶプロビ
タミン A カロテノ
イドが知られてい
る．*2 ビタミン
D_2 は図 4.25 参照.

E.　栄養強調表示

　栄養強調表示 (図 4.30) は，栄養素の欠乏や過剰が国民の健康の保持増進に影響

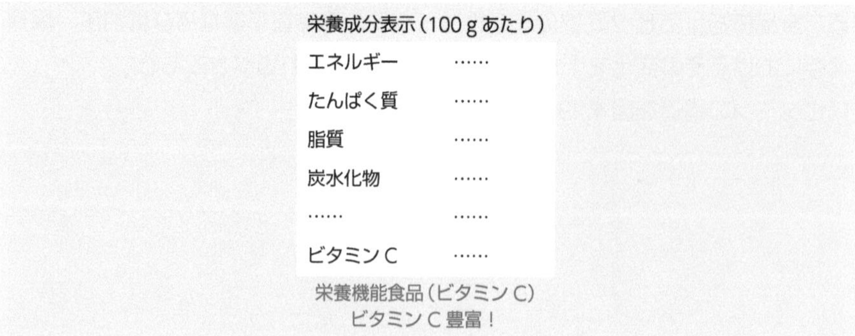

栄養成分表示 (100 g あたり)

エネルギー	……
たんぱく質	……
脂質	……
炭水化物	……
……	……
ビタミン C	……

栄養機能食品 (ビタミン C)
ビタミン C 豊富！

図 4.30　ビタミンの
栄養強調表示

	栄養強調表示の基準			栄養機能食品の基準			
	高い旨の表示の基準値	含む旨の表示の基準値	強化された旨の表示の基準値	1 日あたりの摂取目安量		栄養成分の機能	摂取をするうえでの注意事項
	食品 100 g あたり	食品 100 g あたり	食品 100 g あたり	下限値	上限値		
ビタミン A	231 μg	116 μg	77 μg	231 μg	600 μg	ビタミン A は，夜間の視力の維持を助ける栄養素です．ビタミン A は，皮膚や粘膜の健康維持を助ける栄養素です．	本品は，多量摂取により疾病が治癒したり，より健康が増進するものではありません．1 日の摂取目安量を守ってください．妊娠 3 か月以内または妊娠を希望する女性は過剰摂取にならないよう注意してください．
ビタミン D	1.65 μg	0.83 μg	0.55 μg	1.65 μg	5.0 μg	ビタミン D は，腸管でのカルシウムの吸収を促進し，骨の形成を助ける栄養素です．	＊本品は，多量摂取により疾病が治癒したり，より健康が増進するものではありません．1 日の摂取目安量を守ってください．
ビタミン E	1.89 mg	0.95 mg	0.63 mg	1.89 mg	150 mg	ビタミン E は，抗酸化作用により，体内の脂質を酸化から守り，細胞の健康維持を助ける栄養素です．	＊同じ
ビタミン K	45 μg	22.5 μg	30 μg	45 μg	150 μg	ビタミン K は，正常な血液凝固を維持する栄養素です．	本品は，多量摂取により疾病が治癒したり，より健康が増進するものではありません．1 日の摂取目安量を守ってください．血液凝固阻止薬を服用している方は本品の摂取を避けてください．
ビタミン B₁	0.36 mg	0.18 mg	0.12 mg	0.36 mg	25 mg	ビタミン B₁ は，炭水化物からのエネルギー産生と皮膚や粘膜の健康維持を助ける栄養素です．	＊同じ
ビタミン B₂	0.42 mg	0.21 mg	0.14 mg	0.42 mg	12 mg	ビタミン B₂ は，皮膚や粘膜の健康を助ける栄養素です．	＊同じ
ナイアシン	3.9 mg	1.95 mg	1.3 mg	3.9 mg	60 mg	ナイアシンは，皮膚や粘膜の健康を助ける栄養素です．	＊同じ
ビタミン B₆	0.39 mg	0.2 mg	0.13 mg	0.39 mg	10 mg	ビタミン B₆ は，タンパク質からのエネルギー産生と皮膚や粘膜の健康維持を助ける栄養素です．	＊同じ
ビタミン B₁₂	0.72 μg	0.36 μg	0.24 μg	0.72 μg	60 μg	ビタミン B₁₂ は，赤血球の形成を助ける栄養素です．	＊同じ
葉酸	72 μg	36 μg	24 μg	72 μg	200 μg	葉酸は，赤血球形成を助ける栄養素です．葉酸は，胎児の正常な発育に寄与する栄養素です．	本品は，多量摂取により疾病が治癒したり，より健康が増進するものではありません．1 日の摂取目安量を守ってください．葉酸は，胎児の正常な発育に寄与する栄養素ですが，多量摂取により胎児の発育が良くなるものではありません．
パントテン酸	1.44 mg	0.72 mg	0.48 mg	1.44 mg	30 mg	パントテン酸は，皮膚や粘膜の健康を助ける栄養素です．	＊同じ
ビオチン	15 μg	7.5 μg	5 μg	15 μg	500 μg	ビオチンは，皮膚や粘膜の健康維持を助ける栄養素です．	＊同じ
ビタミン C	30 mg	15 mg	10 mg	30 mg	1,000 mg	ビタミン C は，皮膚や粘膜の健康維持を助けるとともに，抗酸化作用を持つ栄養素です．	＊同じ

表 4.17　ビタミンの栄養強調表示と栄養機能食品の基準

を与えている栄養成分について，補給や適切な摂取ができる旨の表示をする際の基準を定めている．ビタミンが「高い，多い，豊富など」やビタミンを「含有，供給，添加など」と表示する場合は，その基準値を満たしていなければならない（表4.17）．「高いなど」の基準値は「含有など」の基準値の 2 倍である．

F. 栄養機能食品

ビタミンなどの補給のために利用され，栄養成分の機能を表示して販売される食品を栄養機能食品という．販売には1日あたりの摂取目安量に含まれる当該栄養成分量が定められた上・下限値の範囲内で栄養機能表示を記載できるが，注意喚起表示も必要である（表4.17）．

> **問題** ビタミンについての記述である．誤りはどれか．[創作問題]
> （1）ビタミンAは，レバーやウナギなど動物性食品に多く含まれる．
> （2）ビタミンEの化学物質名は，トコフェロールである．
> （3）ビタミンB$_1$の欠乏症は，脚気である．
> （4）卵には，ビタミンCが多く含まれている．
> （5）ナイアシンの欠乏症は，ペラグラである．

4.6 無機質

A. 無機質とは

人体内からはほとんどすべての元素が検出されるが，それらは身体の構成成分や生命活動に関与するものと，単に環境中にあるため摂取されて汚染物として存在するものとがある．前者の生体が利用する元素を必須元素といい，このうち酸素，炭素，水素，窒素の4元素が約96%を占めている．残り約4%の元素の総称

表4.18 おもな人体の構成元素と含有量（%）
＊日本人の食事摂取基準や日本食品標準成分表に掲載されている．

	元素	含有量		元素	含有量		元素	含有量
主要4元素	酸素（O）	65	微量ミネラル（9元素）	鉄（Fe）＊	0.004	その他	フッ素（F）	0.007
	炭素（C）	18		亜鉛（Zn）＊	0.0035		ケイ素（Si）	0.002
	水素（H）	10		銅（Cu）＊	0.00015		ストロンチウム（Sr）	0.0005
	窒素（N）	3		マンガン（Mn）＊	0.00013		鉛（Pb）	0.00019
多量ミネラル（7元素）	カルシウム（Ca）＊	1.5		ヨウ素（I）＊	0.00004		アルミニウム（Al）	0.00009
	リン（P）＊	1.0		セレン（Se）＊	0.00002		ホウ素（B）	0.000025
	カリウム（K）＊	0.35		モリブデン（Mo）＊	0.000011		リチウム（Li）	0.000013
	硫黄（S）	0.25		クロム（Cr）＊	0.0000028		ヒ素（As）	0.000004
	ナトリウム（Na）＊	0.15		コバルト（Co）	0.0000025			
	塩素（Cl）	0.15						
	マグネシウム（Mg）＊	0.05						
	計	99.45		計	0.55			

が無機質（ミネラル）である（表4.18）．ヒトにおいては現在16種類に必須性が認められており，**多量ミネラルと微量ミネラル**に分類されている．両者の境界は理論的根拠によるものではなく，微量ミネラルを鉄の人体内存在量以下，成人生体内5g以下，1日の摂取量が100 mg未満などで分け，それらより多いものを多量ミネラルとしている．多量ミネラルには，体内含有量の多い順にカルシウム，リン，カリウム，硫黄，ナトリウム，塩素，マグネシウムの7元素があり，微量ミネラルには，鉄，亜鉛，銅，マンガン，ヨウ素，セレン，モリブデン，クロム，コバルトの9元素がある．

B. 無機質とその機能

a. 生体内での機能

　生体内における無機質は，約83%が骨格に，約10%が筋肉にあり，残りが他の器官や血液に存在する．無機質の一般的機能は生体内における存在状態によって3つに大別できる．

(1) 難溶性の塩としての骨格形成に関する機能　　難溶性の塩として骨や歯などの硬い組織の構成成分となる．カルシウム，リン，マグネシウムなどが相当する．

(2) 細胞内液を含めた体液におけるイオンとしての機能　　カリウム，ナトリウム，カルシウム，マグネシウム，リンなどは，浸透圧の調節，酸・塩基平衡維持，神経・筋肉・心臓の興奮性の調節を行っている．カルシウム，マグネシウム，銅，亜鉛，マンガンなどは酵素の活性化にも関与している．

(3) 生体内有機化合物の構成成分としての機能　　タンパク質，脂質，核酸，ビタミンなどの生体内有機化合物の構成成分となる．硫黄は含硫アミノ酸のメチオニン，システインの構成成分でありタンパク質に含まれている．核酸であるDNA，RNA，細胞膜の構成成分であるリン脂質はリン酸としてリンを含んでいる．コバルトはビタミンB_{12}の構成成分である．甲状腺ホルモンはアミノ酸誘導体でありヨウ素を分子内に含む．金属を含むタンパク質を金属タンパク質というが，赤血球のヘモグロビンや筋肉中のミオグロビンには鉄が含まれており（これら2つのタンパク質をヘムタンパク質という），酸素の運搬・保持に関与している．また，金属を含む酵素を金属酵素といい，亜鉛がアルコールデヒドロゲナーゼに，セレンがグルタチオンペルオキシダーゼに含まれている．

b. 食品中での機能

　食品中の無機質は食品に対する嗜好性や食品の化学的性質，物理的性質などに影響を与えている．おもな食品中での機能を以下に記す．

(1) 色素成分としての機能（4.7節A項参照）　　ポルフィリン系色素であるクロロフィルにはマグネシウムが，ヘモグロビンやミオグロビンなどの構成要素であるヘムには鉄が含まれており，それぞれ緑色，赤色を呈する．また，フラボノイド

やアントシアンは金属イオンと錯体を形成し着色または変色する.

(2) 食品添加物としての機能　塩化マグネシウムや塩化マグネシウムを主成分とするにがり（粗製海水塩化マグネシウムともいう），硫酸カルシウムなどは豆腐を固める凝固剤として使用されている．豆腐中のタンパク質のグリシニンとマグネシウムイオンまたはカルシウムイオンが結合，ゲルを形成し凝固することで豆腐が作られている．着色料として鉄や銅などの化合物が，酸味料やpH調整剤などでリン酸塩が利用されている．着色料，発色剤，調味料などさまざまな食品添加物の水への溶解性を上げるため，ナトリウム塩やカリウム塩の形態が多く利用されている．

(3) 呈味成分としての機能(4.7節B項参照)　鹹味（かんみ）のもっとも重要なものは食塩（塩化ナトリウム）による塩味であるが，ナトリウムイオンが鹹味を担っている．

(4) 酸化反応の触媒としての機能(6.1節E項参照)　鉄，銅などの遷移金属イオンは油脂の酸化によって生じる過酸化物と反応してラジカルを生成する．また，遷移金属はヒトを含む動物体内でもラジカルを生成し，特にヒドロキシラジカルの主要な生成反応（フェントン反応）に関与する．

C.　おもな無機質の摂取量と給源

「日本人の食事摂取基準（2020年版）」には，現在ヒトにおける必須性が判明している無機質16種類のうち硫黄，塩素，コバルトを除く13種類の摂取基準が示されており，「日本食品標準成分表2020年版（八訂）」の収載項目も同様である．ここでは，これら無機質を多量ミネラルおよび微量ミネラルに分け，取り上げる.

a. 多量ミネラル

「日本人の食事摂取基準（2020年版）」および「日本食品標準成分表2020年版（八訂）」にはナトリウム，カリウム，カルシウム，マグネシウム，リンの順で食事摂取基準または食品中の含量が掲載されている．多量ミネラルの日本人の1日の平均摂取量（成人）を表4.19に，18～29歳の食事摂取基準を表4.20にまとめた.

(1) ナトリウム　通常の食事によるおもな摂取源は食塩（塩化ナトリウム）である．日本の伝統的な調味料であるしょうゆやみそは食塩を多く含む．さらに，食塩は塩蔵や漬物にも大量に用いられる．また，食品添加物は水に溶けやすくさせ

無機質名	元素記号	1日の平均摂取量（成人）		
ナトリウム	Na	[ナトリウム摂取量] 全体：3,958 mg [食塩相当量]　　全体：10.1 g	男性：4,309 mg 男性：10.9 g	女性：3,651 mg 女性：9.3 g
カリウム	K	全体：2,350 mg	男性：2,439 mg	女性：2,273 mg
カルシウム	Ca	全体：498 mg	男性：503 mg	女性：494 mg
マグネシウム	Mg	全体：255 mg	男性：270 mg	女性：242 mg
リン	P	全体：1,012 mg	男性：1,084 mg	女性：948 mg

表4.19　多量ミネラルの日本人における1日の平均摂取量（成人）
［令和元年国民健康・栄養調査結果報告］

表 4.20　多量ミネラルの食事摂取基準（18〜29歳，1日あたり）同一枠内に数値が2つあるときは，上段が男性の数値，下段が女性の数値を表す．
＊通常の食品以外からの耐容上限量［日本人の食事摂取基準（2020年版）］

無機質名		推定平均必要量	推奨量	目安量	目標量	耐容上限量
ナトリウム	ナトリウム	600 mg	—	—	—	—
	食塩相当量	1.5 g	—	—	7.5 g 未満 6.5 g 未満	—
カリウム		—	—	2,500 mg 2,000 mg	3,000 mg 以上 2,600 mg 以上	—
カルシウム		650 mg 550 mg	800 mg 650 mg	—	—	2,500 mg
マグネシウム		280 mg 230 mg	340 mg 270 mg	—	—	350 mg*
リン		—	—	1,000 mg 800 mg	—	3,000 mg

る目的で，ナトリウム塩の形態をとっているものが多い．以上のことから，日本においては，通常の食事により十分すぎるナトリウムを摂取することになる．また，加工食品は家庭内で調理されるものと違い，調味料だけでなくそれも含めた食品添加物を利用して製造されるものが多いため，同食品の過剰な利用はナトリウムを過剰に摂取することにつながる．事実，日本人の成人における平均摂取量は食塩相当量として10.1 gあり，推定平均必要量の1.5 gを大幅に上回っている．ナトリウムの過剰摂取と高血圧や胃がんとの関係について多数の報告があり，成人では食塩相当量として男性7.5 g未満，女性6.5 g未満という目標量が設定されている．WHOは5 g/日未満を高血圧予防の観点から推奨している．

(2) カリウム　食品中に広く分布しているが，特に**野菜類，いも類，果実類**などの植物性食品に多く含まれる．水に溶けやすく，煮る，ゆでるなどの調理により数割の損失が見られる．青菜をゆでると約半分が，いもを煮ると約2割が損失する．健常者であれば，下痢，多量の発汗，利尿剤の服用の場合以外は，欠乏を起こすことはないと考えられている．カリウムはナトリウムの尿中排泄を促す．前述したように日本人はナトリウムの摂取量が多く，高血圧などのリスクを下げるためにカリウムの十分な摂取が重要である．そのため，食事摂取基準では男性3,000 mg以上，女性2,600 mg以上（成人の場合）という目標量が設定されている．

(3) カルシウム　おもな摂取源は，**牛乳，乳製品，骨ごと食べられる魚，大豆製品，モロヘイヤや小松菜などの緑色野菜**である．日本人は給食が提供される時期を除くと牛乳・乳製品の利用が少なく，摂取不足になりやすい栄養素の代表的なものである．成人の推定平均必要量は男性650 mg，女性550 mgであるが，実際の平均摂取量は男性503 mg，女性494 mgと下回っており，推奨量の男性800 mg,女性650 mgには遠く及ばない．カルシウムの吸収を図4.31に示す．カルシウムの吸収率は，生体の状態によって変化するが一般的には低い．このような状況に対処するため，さまざまな特定保健用食品が開発されており，関与成

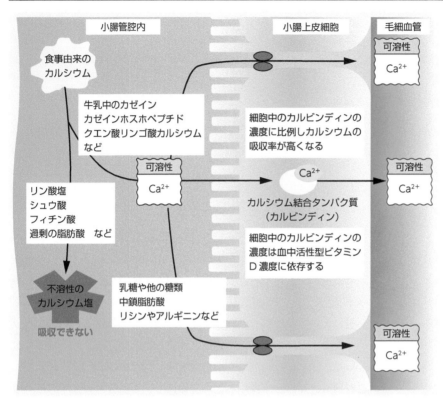

図 4.31　カルシウムの吸収

小腸管腔内

食事由来の
カルシウム

牛乳中のカゼイン
カゼインホスホペプチド
クエン酸リンゴ酸カルシウム
など

可溶性
Ca^{2+}

リン酸塩
シュウ酸
フィチン酸
過剰の脂肪酸　など

不溶性の
カルシウム塩

吸収できない

乳糖や他の糖類
中鎖脂肪酸
リシンやアルギニンなど

小腸上皮細胞

細胞中のカルビンディンの
濃度に比例しカルシウムの
吸収率が高くなる

Ca^{2+}

カルシウム結合タンパク質
（カルビンディン）

細胞中のカルビンディンの
濃度は血中活性型ビタミン
D 濃度に依存する

毛細血管

可溶性
Ca^{2+}

可溶性
Ca^{2+}

可溶性
Ca^{2+}

分はカゼインホスホペプチド（CPP），クエン酸リンゴ酸カルシウム（CCM），フラクトオリゴ糖などがある(7.3節C項参照)．一方，過剰摂取により高カルシウム血症，高カルシウム尿症，ミルクアルカリ症候群などが起こる．耐容上限量として成人に 2,500 mg が設定されているが，日本人の通常の食事ではこの数値を超えることはまれである．しかし，サプリメントやカルシウム剤の不適切な利用により超える可能性がある.

(4) マグネシウム　　葉緑体のクロロフィルに含まれるため，**野菜類**や**海藻類**がおもな摂取源である．そのほか，**大豆**，**穀類**，**種実類**にも多い．マグネシウムは地球上で6番目に多い元素であり，海水に比較的多く含まれている．伝統的な製法で作られる豆腐で利用される**にがり**は，塩を作るために塩化ナトリウムを取り除いた残りの海水のことであり，塩化マグネシウムが主成分である．日本人成人の平均摂取量は男性 270 mg，女性 242 mg であり，推定平均必要量である男性 280 mg，女性 230 mg と比較すると，ほぼ同等の数値である．これら摂取量は推奨量には及んでいないが，通常は欠乏症がでることはない．摂りすぎにより下痢が起こるが，通常の食事の範囲では過剰摂取による影響の報告はない．一方，サプリメントなどの過剰摂取により下痢が起こることがあるため，「通常の食品以外からの耐容上限量」として成人 350 mg，小児 5 mg／kg 体重/日が設定されて

いる.

(5) リン　　動物性食品などタンパク質を多く含む食品に多いが，広く一般の食品に存在し，生体内でさまざまな役割を担っている．動物体内では8割以上が骨にあり，カルシウムと結合したヒドロキシアパタイトとして存在している．細胞膜のリン脂質，リン酸としてDNA，RNA，ATPなどに存在するなど，さまざまな形で生体内のすべての組織や細胞に存在している．無機質の中でカルシウムの次に多く，日常摂取する食品に広く分布しているため不足することはない．むしろ，**食品添加物としてリン酸塩**が多くの加工食品に使用されていることから，過剰摂取が懸念される無機質である．そのため，耐容上限量として成人に対し3,000 mgが設定されている.

b. 微量ミネラル

「日本人の食事摂取基準（2020年版）」および「日本食品標準成分表2020年版（八訂）」には鉄，亜鉛，銅，**マンガン，ヨウ素，セレン，クロム，モリブデン**の順で掲載されている．微量ミネラルの日本人の1日の平均摂取量（成人）を表4.21に，18〜29歳の食事摂取基準を表4.22にまとめた．これら微量ミネラルには，科学的根拠が不足しているクロムを除いたすべてに耐容上限量が設定されている.

(1) 鉄　　おもな供給源は，**レバー，赤身の畜肉・魚肉，アサリ，シジミ，コマツナ，大豆**などである．鉄の吸収は生体の状態や同時に摂取する食品成分の影響を受け変化するが，一般に低い．ヘモグロビン（赤血球に存在）やミオグロビン（筋肉組織，畜肉・魚肉に多い）などのヘムに含まれる鉄を**ヘム鉄**といい，それ以外の鉄を**非ヘム鉄**という．両者を比較するとヘムとして吸収されるヘム鉄の吸収率のほうが高い．非ヘム鉄の吸収はFe^{3+}の形態では吸収されず，還元されたFe^{2+}の形態で吸収される（図4.32）．そのため，アスコルビン酸（ビタミンC）などの還元剤とともに摂取すると吸収が良い．日本において，食品から摂取される鉄の約90%は非ヘム鉄である．成人の摂取状況は平均値としては推奨量を上回っている．しかしながら，日本人成人女性の20%近くに鉄欠乏性貧血が認められている．鉄が

表4.21　微量ミネラルの日本人における1日の平均摂取量（成人）
*1　令和元年国民健康・栄養調査結果報告
*2　日本人の食事摂取基準（2020年版）策定検討会報告書

無機質名	元素記号	1日の平均摂取量（成人）			
鉄	Fe	全体：7.9 mg	男性：8.3 mg	女性：7.5 mg	*1
亜鉛	Zn	全体：8.4 mg	男性：9.2 mg	女性：7.7 mg	*1
銅	Cu	全体：1.14 mg	男性：1.23 mg	女性：1.07 mg	*1
マンガン	Mn	3.8 mg			*2
ヨウ素	I	1〜3 mg			*2
セレン	Se	100 μg 前後			*2
クロム	Cr	約10 μg			*2
モリブデン	Mo	225 μg			*2

無機質名	推定平均必要量	推奨量	目安量	耐容上限量
鉄	6.5 mg 5.5 mg (8.5 mg) *	7.5 mg 6.5 mg (10.5 mg) *	—	50 mg 40 mg
亜鉛	9 mg 7 mg	11 mg 8 mg	—	40 mg 35 mg
銅	0.7 mg 0.6 mg	0.9 mg 0.7 mg	—	7 mg
マンガン	—	—	4.0 mg 3.5 mg	11 mg
ヨウ素	95 µg	130 µg	—	3,000 µg
セレン	25 µg 20 µg	30 µg 25 µg	—	450 µg 350 µg
クロム	—	—	10 µg	500 µg
モリブデン	20 µg	30 µg 25 µg	—	600 µg 500 µg

表4.22 微量ミネラルの食事摂取基準（18〜29歳，1日あたり）
同一枠内に数値が2つ以上あるときは，上段が男性の値，下段が女性の値．1つのものは同値．
*かっこ内の数値は，月経ありの値

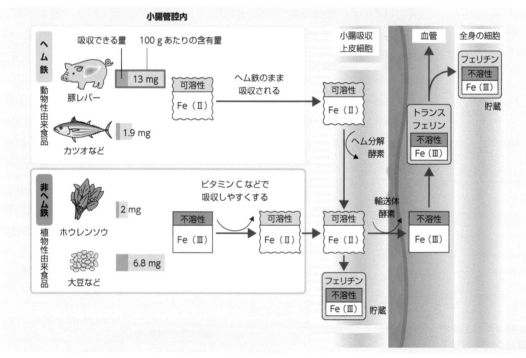

図4.32 ヘム鉄と非ヘム鉄の食品含有と体内吸収

欠乏すると，貯蔵鉄が減った後にヘモグロビンなどの機能鉄が減少する．ヘモグロビンの減少がなく，血中鉄運搬タンパク質トランスフェリンの鉄飽和度が16％以下の状態を潜在性鉄欠乏という．この欠乏は鉄欠乏性貧血よりもはるかに多い．一方，通常の食品の摂取において過剰摂取が生じる可能性はないが，サプリメント，鉄強化食品および貧血治療用の鉄製剤の不適切な利用にともなって

摂取過剰になる可能性がある.

(2) 亜鉛 　カキ（牡蠣），牛肉などの動物性食品に多く含まれる. 植物性食品の中では米に多い. 日本人成人の1日の平均摂取量は推定平均必要量を上回っており，推奨量に若干満たない程度である. 通常の食事で欠乏することはないが，高度栄養輸液供与者や人工栄養児では不足のおそれがある. 一方，通常の食品からの過剰摂取が起こる可能性はないが，サプリメントや亜鉛強化食品の不適切な利用により，過剰摂取が生じる可能性がある.

(3) 銅 　レバー，カキ（牡蠣），イカ，タコ，大豆などに多い. 日本人成人の1日の平均摂取量は推奨量を上回っており，通常の食事で欠乏症になることはない. 同様に通常の食事では過剰摂取の可能性はないが，サプリメントの不適切な利用により生じる可能性がある.

(4) マンガン 　穀類，野菜類，豆類などの植物性食品に広く含まれ，動物性食品にはあまり含まれない. 通常は欠乏症も過剰症も起こらない. 過剰摂取については，厳密な菜食主義者やサプリメントの不適切な利用にともなって生じる可能性がある.

(5) ヨウ素 　ヨウ素は海水に多く含まれる成分であり，海藻類，魚介類に多い. 日本は四方を海に囲まれた島国であり，これら食材の摂取が多く，欠乏症はみられない. 日本人成人の平均摂取量は推奨量を大幅に上回っており，他国と比べるとむしろ摂りすぎといえる. しかしながら，同じ摂取量であれば欧米人に比べて過剰摂取による健康被害が出にくいことが示唆されている. ヨウ素は摂取不足であっても過剰摂取であっても甲状腺腫を引き起こす. 以前，北海道では昆布の摂取が多く1日あたり数十mgのヨウ素を摂っていたと推定されており，甲状腺腫が多く見られた.

(6) セレン 　おもな摂取源は，魚介類，穀類である. 植物性食品のセレン含量はその植物が育った土壌中濃度の影響を強く受ける. 日本では土壌中にセレンが適度に存在するため，植物性食品にも適度に含まれる. 米や魚介類から日本人成人は1日あたり$100\,\mu g$程度を摂取しており，推奨量を大幅に上回っているため，欠乏症はみられない. 中国の克山県（ケシャン）は土壌のセレン濃度が低く，心筋壊死をともなう心疾患が多数発生した. このセレン欠乏症は克山病と呼ばれている. 中国は国土が広く，土壌中および穀類のセレン濃度が高い地域もある. ニュージーランドの南島，北欧諸国などの土壌中セレン濃度が低いことが知られている. 摂取過剰については，通常の食事によって生じる可能性は低いが，サプリメントの不適切な利用により生じる可能性がある.

(7) クロム 　さまざまな食品に微量に存在している. 食品中のクロム含量は，食材が収穫された土壌，河川，海水のクロム濃度に影響を受ける. 通常の食事においては欠乏症も過剰症も生じる可能性は低い. 日本人の食事摂取基準（2020年

版）では，成人の平均摂取量を1日あたり日本人の献立から算出した量である約10 μgとしており，この数値を目安量として採用している．サプリメントの不適切な使用により過剰摂取を招く可能性があるが，これまで十分な科学的証拠がないとして2015年版までは，耐容上限量の設定は見合わされていた．2020年版では500 μg/日が設定された*.

(8) モリブデン　供給源は，牛乳，乳製品，豆類，穀類，臓器肉類などであり，日本人の場合は，おもに米や大豆製品であると推定される．日本人成人の平均摂取量は推奨量を大幅に上回っており，通常であれば欠乏症は起こらない．通常の食事の範囲では過剰に摂取したモリブデンは尿中に排泄されるため，摂取過剰による健康障害の生じる可能性は低い．

*クロムは必須な栄養素ではないという説が有力になってきているが，定説には至っていないため食事摂取基準が設定されている．

問題　ミネラルと食品の関係についての記述である．誤りはどれか．
　　　　[平成21年度栄養士実力認定試験第6回問題27]
(1) 野菜・果実には，カリウムが多く含まれている．
(2) 葉緑素は，構成成分にマグネシウムを含んでいる．
(3) 海藻は，ヨウ素の供給源である．
(4) 牛乳は，鉄の供給源である．
(5) 貝類，特にカキには亜鉛が多く含まれている．

4.7　嗜好成分および有害成分

　食品のもつ機能は，近年，大きく3つに分類されており，栄養面での**一次機能**，嗜好面での**二次機能**，そしておもに疾病予防につながるような生体調節面での**三次機能**である（7章参照）．この節では二次機能を発揮する食品成分について解説する．また，食品中に微量に含まれる成分のうち，人体に害をおよぼしうるものについても述べる．

　人間はいわゆる「五感」を働かせて物を感じとる（図4.33）．食品の成分では，色素成分を視覚で感じ，におい成分を嗅覚で，さらに呈味成分を味覚で感知する．このうち味覚と嗅覚は化学物質の刺激の受容によって生じるもので，化学的感覚と呼ばれる．

　一般に国語辞典における嗜好品の項目には，「香味や刺激を得るための飲食物であり，栄養の摂取を目的としない物．酒・コーヒー・茶・タバコなど」のように示されている．酒に含まれるエタノールやコーヒーに含まれるカフェインなどに対する嗜好は，体内吸収後にそれらの成分によってもたらされる中枢神経系への

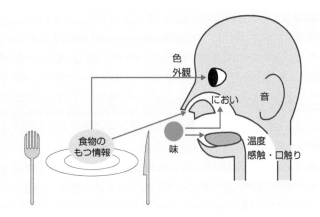

図 4.33　五感による
食物認識

影響に起因する習慣性であって，五感によって認知される種類のものとは区別される.

A.　色素成分

多くの場合，食品からもたらされる最初の情報は，その外観であり，色はその中でも最も影響力のある因子である．色は食品の選択に大きく影響するので，店頭に並んでいる食品の中には，消費者の購買意欲を刺激するために，**天然着色料**や**合成着色料**を添加することにより見た目を鮮やかにして販売されているものも多い．また，料理する際に，着色が目的の**スパイス**（ターメリックやパプリカなど）が加えられる場合もある.

図 4.34　カロテン類
とキサントフィル類の
化学構造の例
プロビタミン A 構造
をビタミン A（図 4.29
参照）と比較してみよ
う.

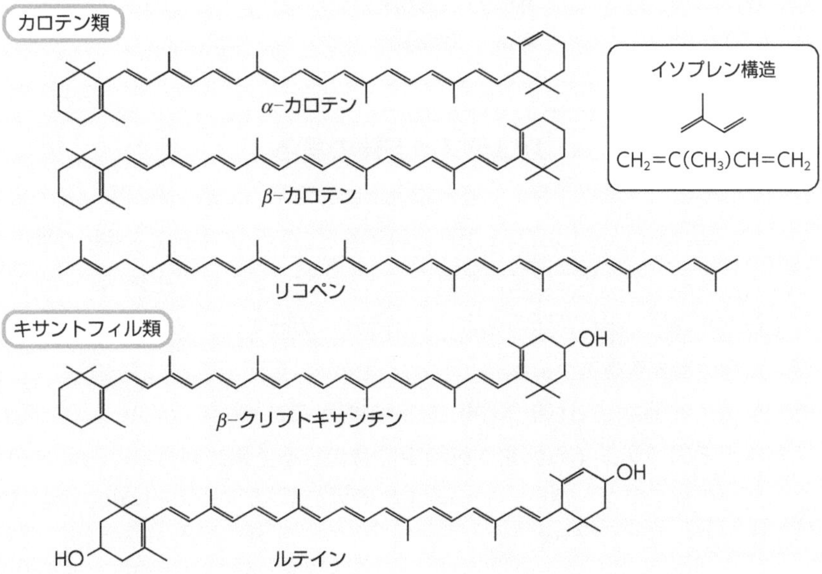

カロテン類

α-カロテン

β-カロテン

リコペン

イソプレン構造

$CH_2=C(CH_3)CH=CH_2$

キサントフィル類

β-クリプトキサンチン

OH

ルテイン

HO

OH

a. 天然色素成分

　食品に含まれる天然色素には，植物性成分としては脂溶性の**カロテノイド類**・**クロロフィル類**，水溶性の**フラボノイド類**・**アントシアン類**・**カテキン類**があり，さらに動物のタンパク質性の成分として**ミオグロビン**，**ヘモグロビン**がある.

(1) カロテノイド　　カロテノイドは，黄色〜紅色を呈し，イソプレンを基本構造としてもつイソプレノイドの一種であり，炭素と水素だけからなるものは**カロテン類**，酸素をもつものはキサントフィル類に分類される（図4.34，表4.23）.

　天然に存在するカロテノイドは760種類以上にのぼるが，そのうち，プロビタミンAとして栄養価をもつものは60種類存在する.　通常の食事で摂取するカロテノイドは40〜50種類程度で，その中でプロビタミンA活性をもつおもな分子は，α-カロテン，β-カロテン，γ-カロテン，β-クリプトキサンチンの4種類であり，日本標準食品成分表2020年版（八訂）においてレチノール活性当量に換算されているのはα-カロテン，β-カロテン，β-クリプトキサンチンの3種類のみである.　トマトのリコペンなどは，ビタミンAに変換されることはない.

表4.23　食品に含まれるおもなカロテノイド

分類	名称	色		所在
カロテン類	α-カロテン	黄橙色		ニンジン，パーム油，柑橘類
	β-カロテン	黄橙色		ニンジン，サツマイモ，カボチャ，卵黄
	γ-カロテン	橙色		サツマイモ，柑橘類，アンズ
	リコペン	赤色		トマト，スイカ，柿，パーム油
キサントフィル類	ビキシン	橙色		ベニノキ（アナトー色素の原料）
	ルテイン	黄橙色		カボチャ，緑葉，卵黄，トウモロコシ
	β-クリプトキサンチン	黄橙色		柿，トウモロコシ，柑橘類，卵黄
	カプサンチン	赤色		トウガラシ
	アスタキサンチン	赤色		サケ，カニ，エビ

カロテノイド類の呈色

植物ではクロロフィルが存在すると緑色が優勢であるため，カロテノイドの色は陰に隠れるが，クロロフィルが分解するとカロテノイドによる色が顕在化する.　また，カニやエビに含まれるアスタキサンチンは，生体内ではタンパク質と結合しており青藍色を呈しているが，加熱するとタンパク質から解離して赤色を呈するようになる（最終的には酸化されてアスタシンとなる）.

カロテノイド類は食物連鎖の結果，動物性食品に移行する.　バター，チーズ，卵黄などのカロテノイド色素は飼料中に含まれる色素が移行したものであり，サケの身の色は，餌としているエビやカニやプランクトン類に含まれるアスタキサンチンに由来する.

　　　　　　　　　　　　　　　　　　　　　　　　4.　食品成分

(2) **クロロフィル**　クロロフィルは，植物の光合成に必要な葉緑素であり，緑色を呈し，クロロフィル*a*, *b*, *c*, *d*が知られている．緑藻・高等植物はクロロフィル*a*, *b*（図4.35）を含む．クロロフィルは，ポルフィリン骨格を有する点において動物のヘム色素と共通点があるが，配位する金属がMg^{2+}であるなど，ヘム色素と異なる点もいくつかある．

(3) **フラボノイド**　フラボノイドという言葉は，図4.36（**1**）に示す構造をもつものすべてを含めて表す広義の場合と，（**2**）に示したように4位にケトン基をもつものに限定して表す狭義の場合とがあり，広義のフラボノイドの場合には後述するアントシアン類やカテキン類をも含む．狭義のフラボノイド（アントキサンチンと呼ばれることもある）は，さらに構造上，**フラボン，フラボノール，フラバノン，フラバノノール，イソフラボン**に分類される．ヒドロキシ基は，A環の5と7，B

図 4.35　クロロフィルの構造

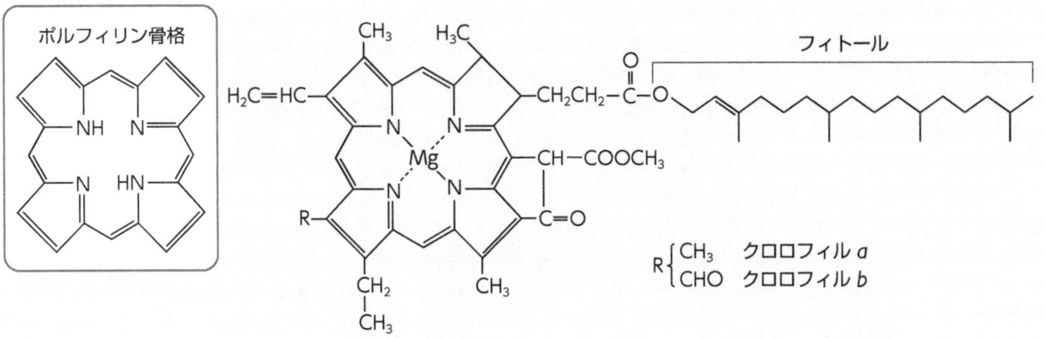

クロロフィルの性質

クロロフィルは酸性下ではMg^{2+}がH^+に置換され，黄褐色のフェオフィチンとなる．この反応は加熱により促進される．野菜をゆでると，緑色を失っていくのは，野菜由来の有機酸の影響でクロロフィルがフェオフィチンに変わるためであるが，有機酸を蒸発させてやるなどの工夫により変色を防止することもできる．また，クロロフィルを含むワカメの乾燥品には，緑色を保つため灰をまぶしてアルカリ性にして乾燥させた"灰干し"製品がある．一方，生育時の植物細胞内では，クロロフィルは共存するタンパク質に結合して安定なため，このような反応は起こらない．

緑色野菜の貯蔵中に起こるイエローイング現象は，リポキシゲナーゼやペルオキシダーゼが関与してポルフィリン骨格が分解されるために起こると考えられている．一方，果実などの色づきをよくするためには，エチレンで処理してクロロフィルの分解を促進する．

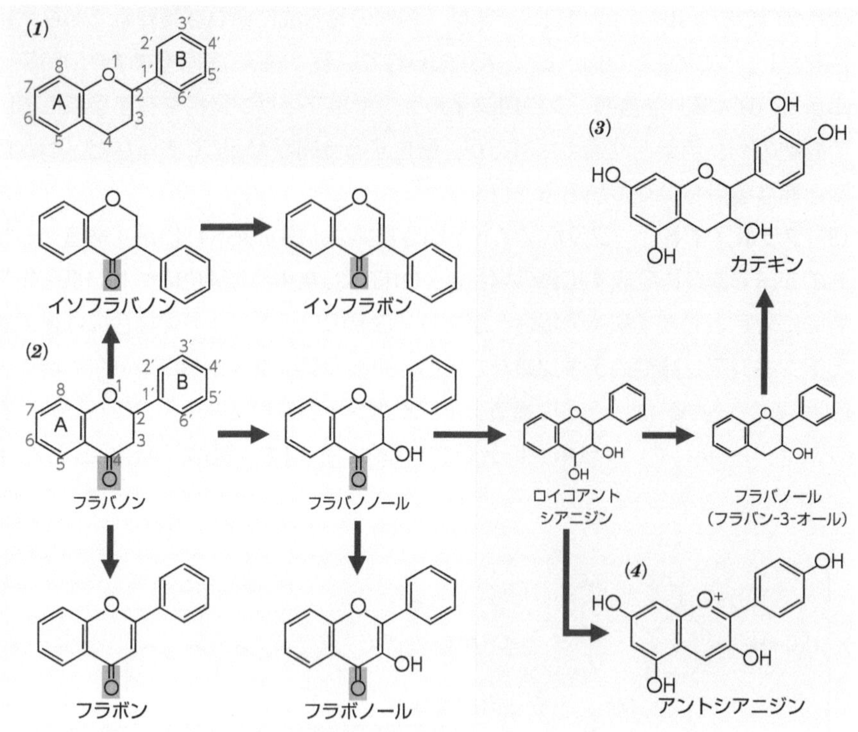

図 4.36　フラボノイドの基本構造と生合成経路

表 4.24　食品に含まれるおもなフラボノイド

分類		名称	色	所在
フラボン	アグリコン	アピゲニン	淡黄色	コウリャン，ダリアの花
	配糖体	アピイン	無色	セロリ，パセリ
フラボノール	アグリコン	ケルセチン	黄色	タマネギ
	配糖体	ルチン	無色	ソバ，アスパラガス，茶
フラバノン	アグリコン	ヘスペレチン	無色	（天然にはほとんど存在しない）
	配糖体	ヘスペリジン	無色	柑橘類
イソフラボン	アグリコン	ダイゼイン	淡黄色	アカシロツメクサ
	配糖体	ダイジン	無色	大豆

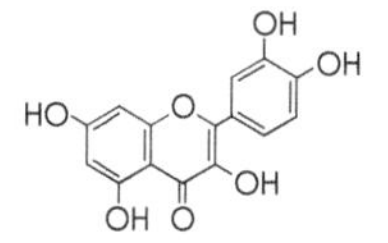
ケルセチン

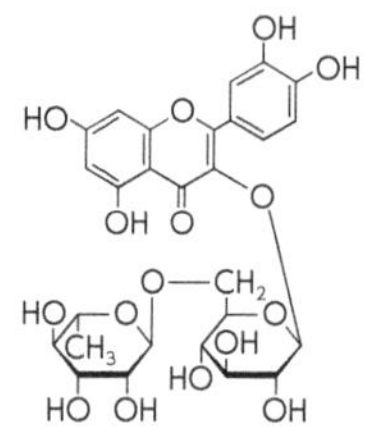
ルチン

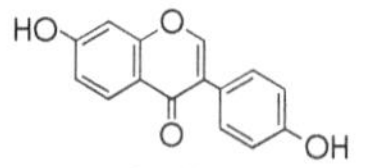
ダイゼイン

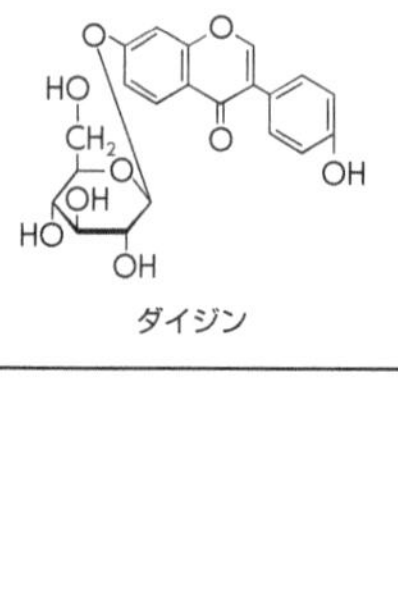
ダイジン

環の3′，4′，5′位にあることが多く，大部分が3または7位において糖とグリコシド結合をした配糖体として存在する（表4.24）．

フラボノイドは，**無色**か**淡黄色**であり，食品色素としての価値は低いが，アルカリ性になると色が濃くなる．また，鉄，アルミニウム，スズなどの金属イオンと錯体を形成し，暗色化することがあり，これは缶詰製造上の問題点である．

(4) アントシアンとカテキン　　**アントシアン**という言葉は**アントシアニジン**（図4.36（**4**））とその配糖体である**アントシアニン**に対する総称である（表4.25）．アントシアンは，一般に**酸性領域では赤**，**アルカリ性領域では青**の呈色をする．シソを漬けた梅干しが赤くなるのは，シソに含まれるアントシアニンがクエン酸に

表 4.25 食品に含まれるおもなアントシアン
＊OH 基の結合位置については図 4.36 を参照のこと.

アントシアニジン（アグリコン）	色		アントシアニン（配糖体）の例	所在
ペラルゴニジン系 （B 環の 4′ 位に OH 基＊）	赤		ペラルゴニン	ザクロ，レイシ（果皮）
			カリステフィン	赤ラズベリー
シアニジン系 （B 環の 3′，4′ 位に OH 基＊）	赤		クリサンテミン	スモモ，（黒）ラズベリー
			シアニン（シソニン）	赤カブ，赤キャベツ，赤シソ
デルフィニジン系 （B 環の 3′，4′，5′ 位に OH 基＊）	青色 紫色		オエニン	ブルーベリー，コケモモ
			マルビン	ブドウ
			ナスニン	ナス

図 4.37 テアフラビンの生成反応

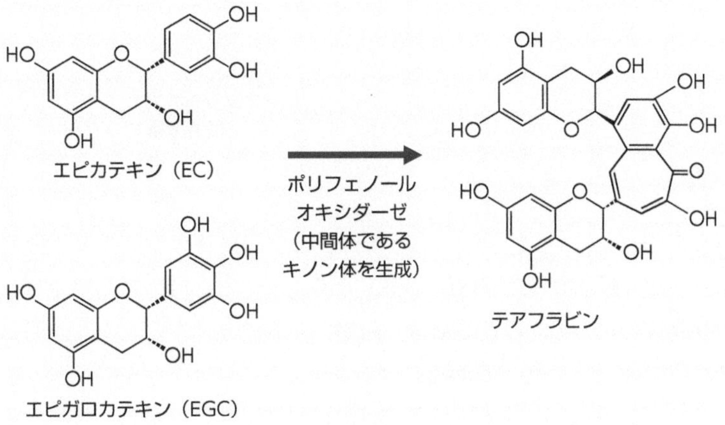

エピカテキン（EC）

エピガロカテキン（EGC）

ポリフェノールオキシダーゼ（中間体であるキノン体を生成）

テアフラビン

より酸性化するためである．また，アントシアンは，金属イオンと安定錯体を形成し，青色から暗緑色の呈色をすることが多く，黒豆の調理の際やナスの漬けもの生産では，この性質がうまく利用されているが，一般には缶詰作製上の問題点となる．アントシアンは，イチゴ，ナス，ブドウ，シソなどに含まれている色素成分である．アントシアンは酸化されて褐色となり，見た目が悪くなる場合がある．カテキン類（図 4.36（**3**））は，フラバノール構造を有し，通常は無色であるが，酵素的酸化を受けてテアフラビンなどになり，発色することがある（図 4.37）．**カテキン類**は，渋味を呈する成分であるとともに（呈味成分の項目参照），近年は，抗菌作用，抗酸化作用，抗アレルギー作用などが報告され注目されている．

(5) 動物の色素タンパク質　動植物には，**色素タンパク質**が含まれており，その代表例がヘム色素をもつ**ヘムタンパク質**である．畜肉・魚肉の赤色は，ヘムタンパク質によるものであり，その大部分は筋肉中の**ミオグロビン**に由来する．赤血球成分であるヘモグロビンもいくらか寄与している．また，ほとんどの食品にシトクロム系のヘムタンパク質がわずかながら含まれている．

　ミオグロビンは，1 分子のヘムと 1 分子のグロビンタンパク質が結合したもの

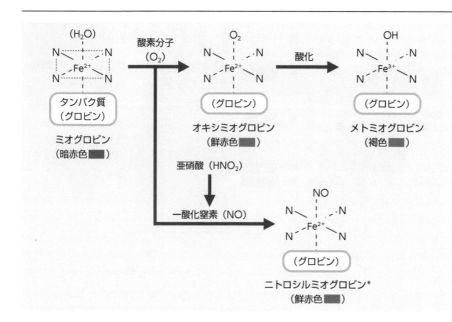

図 4.38 ミオグロビンの変化
＊旧称ニトロソミオグロビン

で，ヘモグロビンは，1分子のヘムと1分子のグロビンタンパク質が結合したサブユニットが4個会合した四量体（$\alpha_2\beta_2$）である．ヘムとは，ポルフィリン環に鉄イオンが配位したもののことであり，自然の状態でミオグロビン，ヘモグロビンに含まれているのは，Fe^{2+}である.

　ミオグロビン（暗赤色）は酸素分子と結合しやすい性質をもち，**オキシミオグロビン**（鮮赤色）となり筋肉中での酸素の貯蔵・運搬の役割を果たしている．しかし，空気に長時間さらしたり加熱したりすると，ヘムに含まれるFe^{2+}がFe^{3+}へと酸化され，**メトミオグロビン**となり褐色となる．このような品質の劣化を防ぐためには，還元剤添加や，**亜硝酸処理**が行われる．ハムやソーセージの製造の際には亜硝酸処理が行われ，加熱にも比較的安定である**ニトロシルミオグロビン**（旧称ニトロソミオグロビン，鮮赤色）が生じる（図4.38）.

b. 着色料

　食品は天然色素または合成着色料により，色調が整えられて販売されている場合も少なくない.

　天然色素の原料としては，果実や野菜のほかにクチナシ，ベニバナ，マリーゴールドのような花弁や，紅麹，さらにはサボテンに寄生するエンジムシ（コチニール）なども用いられている．世界的に広く用いられている**アナトー色素**（ベニノキの種子由来の赤色色素）やパプリカ色素は，カロテノイド系の色素である．天然色素であっても，生鮮食品への添加は禁じられている.

　合成着色料のうちコールタールを原料としてつくられる色素を総称して**タール色素**という．タール色素は，化学構造からアゾ色素（赤色，黄色系），イソキサント

化学命名法では「ニトロソ」は NO が他の原子と共有結合している場合に用い，NO が配位結合する場合は「ニトロシル」と呼称するとされている．本化合物は鉄イオンに配位結合しているため，「ニトロシルミオグロビン」とするが，本書ではこれまでの呼称と併記した.

ン色素（赤色系），トリフェニルメタン色素（青色，緑色系），インジゴイド色素（青色系）に分類される．日本では，12種類のタール色素が食品添加物に指定され，そのうち8種類については，アルミニウムレーキの使用も認められている．

タール色素をはじめ，褐色の三二酸化鉄（Fe$_2$O$_3$），白色の二酸化チタン（TiO$_2$），緑色の銅クロロフィル，銅クロロフィリンナトリウム，鉄クロロフィリンナトリウム，赤色の水溶性アナトー（ノルビキシンカリウム，ノルビキシンナトリウムのこと．天然アナトー色素は脂溶性），黄色系のβ-カロテンやその関連のβ-アポ-8′-カロテナール，さらにはリボフラビン（ビタミンB$_2$）およびその酪酸エステルまたはリン酸塩エステルが食品衛生により食品添加物*の指定添加物にリストされている．

c. 加工・貯蔵による変色——褐変

食品を加工・貯蔵することにより，褐色化することがある．この現象を褐変と総称している．一般に，この現象は好ましくないが，いくつかの食品では逆に積極的に利用されている場合もある．褐変には酵素が関与する場合とそれ以外の原因による場合がある（6章参照）．

B. 呈味成分

味覚は，舌表面の乳頭にある味蕾で感じとられる．味蕾には，味を受容する味細胞があり，味神経線維を通じてシグナルが伝わる．味細胞には味覚受容体が発現しており，甘味成分，うま味成分，苦味成分それぞれが結合する主要な受容体が次々と明らかにされてきた（図4.39）．食塩による塩辛さに対しては，ナトリウムチャネルの関与が指摘されている．各味覚に対する感受性は舌の部位ごとに異なる．しかし，舌の部位ごとに特定の味覚を分業して担当しているわけではない．味に対する感受性は，性別，年齢，生理的・心理的状態によっても異なる．また，

図4.39　味覚の刺激物質と受容体

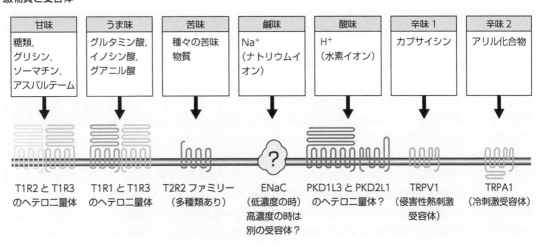

甘味	うま味	苦味	鹹味	酸味	辛味1	辛味2
糖類，グリシン，ソーマチン，アスパルテーム	グルタミン酸，イノシン酸，グアニル酸	種々の苦味物質	Na$^+$（ナトリウムイオン）	H$^+$（水素イオン）	カプサイシン	アリル化合物
T1R2とT1R3のヘテロ二量体	T1R1とT1R3のヘテロ二量体	T2R2ファミリー（多種類あり）	ENaC（低濃度の時）高濃度の時は別の受容体？	PKD1L3とPKD2L1のヘテロ二量体？	TRPV1（侵害性熱刺激受容体）	TRPA1（冷刺激受容体）

同一物質であっても，舌の部位により感じる味は異なることがあり，さらに，同様の味覚を発揮する2種類の物質が，水に対する溶解度の相違を原因とする異なる「あと味」により，どこか違うふうに感じられたりするなど，味の表現とそれに基づく分類を非常にむずかしいものにしている．味の強さは，味覚刺激閾値が指標として用いられる．

ドイツの心理学者ヘニングは，色の三原色の考え方にならい，すべての味は，苦味・甘味・酸味・鹹味（かん）の4種類の組み合わせによって生じるという考え方を提唱し，欧米では今日でもこの考え方が中心である．しかし，現実的にはこれら4種類の組み合わせでは，説明できないことが多い．日本ではうま味が加えられ，計5種類を基本味としている．また基本味に加え，渋味，辛味，えぐ味，その他が加えられることもある．

a. 味覚

(1) 苦味　「良薬は口に苦し」といわれるように，生薬類（しょうやく）は，それに含まれるアルカロイドやグルコシドの影響により，苦味を呈することが多い．これらの物質は，食品においても苦味をもたらす（表4.26）．それ以外にも，食品の加工上しばしば問題となることであるが，タンパク質の加水分解によって生じるペプチドの中に苦味を呈するものがあり，苦味ペプチドという．

苦味ペプチドを除く表4.26関連の物質に加え，キナ抽出物などの数種の抽出物が苦味料として既存添加物にリストされているが，指定添加物にリストされているものはない．

(2) 甘味　天然甘味物質には，**スクロース**を代表とする糖質や糖アルコール類があり，そのほかに配糖体（**ステビオシド**，**グリチルリチン**）や甘味タンパク質のような非糖質系天然甘味物質もある．一方，**サッカリン**，**スクラロース**，**アセスルファムカリウム**，アスパルテームなどは人工甘味料である（表4.27）．これらのほかにも，食したときに甘さを感じさせる物質が数多く存在する．

糖類は，立体構造の違いにより味の変わる特性がある．α-D-グルコースはβ-D-グルコースより甘く（甘味度は3：2），フルクトースでは，β型のほうが甘い．マンノースにいたっては，α型は甘いが，β型は苦い．

名称	性質など	所在
カフェイン	アルカロイド，メチルテオブロミン	コーヒー，茶
テオブロミン	アルカロイド，カフェインの類縁体	チョコレート
ククルビタシン	四環式のトリテルペン	ウリ科の野菜・果物
フムロン	不溶性だが異性化し，可溶性のイソフムロンになる	ビール（ホップ）
ナリンギン	フラボノイド配糖体	グレープフルーツ*など柑橘類
苦味ペプチド	疎水性アミノ酸（Pro，Leuなど）が多く含まれる	チーズ，大豆，カゼインなど

表 4.26　食品中の代表的な苦味成分
*グレープフルーツは，別にリモニンという苦味物質を多く含む．

表 4.27　甘味物質の分類

サッカリンナトリウム

アセスルファムカリウム

アスパルテーム

スクラロース

甘味料	分類	名称	所在または性質
天然甘味料	二糖類	スクロース（ショ糖）	砂糖
		マルトース（麦芽糖）	水あめ
	単糖類	グルコース（ブドウ糖）	デンプン
		フルクトース（果糖）	ハチミツ，果物
	糖アルコール	ソルビトール*1	果実，海藻（グルコースを還元したもの）
		マルチトール	マルトースを還元したもの
	配糖体	ステビオシド	ステビア（南米原産のキク科植物）
		グリチルリチン*1	甘草
	タンパク質	ソーマチン	西アフリカ原産の多年生植物の果実
		モネリン	熱帯アフリカ原産の植物
	その他	フィロズルチン*2	甘茶
		ベタイン	タコ，イカ，貝，エビ，サトウダイコン
人工甘味料*1	複素環系化合物	サッカリン	
		アセスルファムカリウム	
	合成ペプチド	アスパルテームおよびその誘導体（ネオテーム，アドバンテーム）	
	スクロース誘導体	スクラロース	

＊1　人工甘味料（サッカリンナトリウム，サッカリンカルシウムを含む）に加え，糖アルコールである
　　ソルビトールやキシリトール，グリチルリチン二ナトリウムが甘味料として指定添加物にリストされている.
＊2　配糖体に分類されている場合もあるが，糖がはずれてから甘味を発揮するので，ここではその他に分類した.

　グリシン，プロリン，アラニンなどアミノ酸の中にも甘味をもつものがあるが，**アスパルテーム**は，弱いうま味をもつアスパラギン酸と苦味をもつフェニルアラニンが結合したペプチドのメチルエステルであるにもかかわらず，強い甘味をもつ．また，D-アミノ酸には，甘味を呈するものが多い.

　このほか，タコ，イカ，ハマグリ，エビ類など水産無脊椎動物の有する**ベタイ**

ベタイン：トリメチルグリシンとも呼ばれるアミノ酸の一種.

ンも甘味をもつ物質である.

(3) 酸味　　酸味物質としては，食酢に含まれる酢酸，果実に含まれるクエン酸やリンゴ酸，乳酸発酵製品に含まれる乳酸，清涼飲料に用いられるリン酸などが

味覚に対する影響

味覚のうち，甘味や鹹味は，温度による影響を受けやすいが，酸味はあまりその影響を受けない．酸味は，甘味や鹹味によって減じる．酸味は，糖の甘味との組み合わせで千差万別の風味をもたらすため，果汁関係者は「糖酸比」という指数を重視する.

ある．酸味は，水素イオンのもたらす味覚であるが，特定の水素イオンチャネルが酸味をもたらしていることを示す決定的な証拠は得られていない．水素イオン濃度の等しい溶液では，概して無機酸のほうが有機酸よりも酸味が強い．前述の酸に加え，アジピン酸，グルコノデルタラクトン，グルコン酸，コハク酸，酒石酸，二酸化炭素，フマル酸が酸味料として指定添加物にリストされている．

(4) 鹹味　一般的に食塩の味であるが，塩味としないところは，それに近い味も含めた総称だからである．塩化物イオン，ナトリウムイオンのうちナトリウムイオンが鹹味を担っている．しかし，塩化ナトリウム以外に"塩味"のものはないといってよく，一番近いとされる鹹味物質である塩化カリウムでさええぐ味がある．塩化アンモニウムや酢酸ナトリウム，リンゴ酸ナトリウムも鹹味があるとされるが，食品添加物でも塩味料や鹹味料等のカテゴリーは設けられていない．鹹味に関与するナトリウムチャネルの存在が明らかとなっているが，鹹味を感じるメカニズムが完全に解明されているわけではない．

(5) うま味　うま味成分には，大きく分けてアミノ酸系，核酸系，有機酸の3種類がある．アミノ酸系には，最も著名なうま味成分でありコンブに含まれる**グルタミン酸ナトリウム**，みそやしょうゆの調味料として用いられるL-アスパラギン酸塩や茶のうま味成分であるテアニンがある．核酸系のうち，2′-や3′-ヌクレオチドはうま味を呈さず，5′-ヌクレオチドだけがうま味成分である．特に，肉類・かつお節のうま味成分として知られる**5′-イノシン酸**，シイタケに含まれる**5′-グアニル酸**はうま味が顕著である．そのほかのうま味成分として，日本酒や貝類に含まれるコハク酸がある．

うま味成分の間には，その混合による**うま味の相乗効果**という現象があり，単に足し算的な味わいではなくよりいっそうのうま味の強調がなされるとされる．この相乗効果は，グルタミン酸と核酸系うま味物質（5′-イノシン酸，5′-グアニル酸）との共存により生じるが，核酸系うま味物質どうしの間では成立しない．

畜肉・魚肉では，エネルギー源であるアデノシン三リン酸が代謝され，その代謝産物である5′-イノシン酸が生じる．この反応は，エネルギーを消費する運動によってもさかんになるが，死後の自己消化過程にも起こる．したがって特に魚の場合，疲労させずに捕獲した死直後の新鮮な状態の魚は，本来のおいしさを感じさせない．また，多くの水産無脊椎動物では魚と違い，イノシン酸を経ずに代謝される．

(6) 渋味　未熟な果物などで経験される種類の味で，欧米人は収斂性という言葉で形容している．渋味は，味覚神経の麻痺により生じる感覚である．したがって，渋味は厳密にいえば味ではなく，基本味には含まれない．渋味は一般には好まれる味覚ではなく，強い渋味は不快感をもたらす場合があるが，淡い渋味は他の味と混ざり合って独特の風味をもたらす場合もある．

グルタミン酸ナトリウム（MSG）

テアニン

5′-イノシン酸（5′-IMP）

5′-グアニル酸（5′-GMP）

コハク酸

表 4.28　おもな辛味物質とそれを含む食品の例

辛味の性質	名称	所在
揮発性	アリルイソチオシアネート（カラシ油）	カラシ，ワサビ，ダイコン
	ジアリルジスルフィド	ニンニク，ネギ
接触性	カプサイシン	トウガラシ
	ピペリン	コショウ
	ジンゲロン	ショウガ

アリルイソチオシアネート

ジアリルジスルフィド

カプサイシン

ピペリン

ジンゲロン

フェニルチオ尿素

　渋味をもたらす代表的な成分は茶，渋柿，ワインなどに含まれる**タンニン酸**ポリフェノール類である．そのほかに，酸敗した脂肪が渋味の原因となることもある．

(7) 辛味　　味覚というよりも痛覚に属するものであり，基本味には含まれない．しかし，特異的受容体が存在することが知られている（図4.39）．辛味は一般に，その刺激により食欲を増進する働きがあるとされるが，その成分は消化管粘膜に炎症をもたらすこともある．辛味には，ワサビやタマネギなどの鼻にくる辛さと，トウガラシやコショウなど接触部位にのみ影響をおよぼす辛さがある．前者の特性は，揮発性によってもたらされるものであり，その代表的成分は含硫化合物である．

　トウガラシの辛味成分である**カプサイシン**は，脂質代謝を亢進させるが，これは副腎髄質を刺激してアドレナリン（エピネフリン）が放出されることによる．カプサイシンほどではないが，ピペリンならびにショウガの辛味成分であるジンゲロンにも副腎髄質からのアドレナリン放出作用がある．しかし，アリルイソチオシアネートやジアリルジスルフィドにはこの作用はないと報告されている（表4.28）．

(8) その他の味　　えぐ味は，渋味と似た感覚であるが口腔内やのどの粘膜に対する刺激（かゆみ）を伴う場合に用いられ，山菜やサトイモやタケノコなどのいわゆる灰汁の味とされる．えぐ味を発揮する成分としてチロシンから生じるホモゲンチジン酸が知られている．ほかに，**シュウ酸**やシュウ酸カルシウムもえぐ味をもつ．そのほかに，カルシウム味，脂肪味や，メントールやエリスリトールなどによる冷涼感（前者は冷刺激受容体TRPM8を刺激，後者は溶解時の吸熱反応）も，味とされる場合がある．

b. 味覚の異常現象

(1) 味盲　　フェニルチオ尿素は，大多数の人々にとって非常に苦い物質であるが，それほど苦くないと感じる人々もいる．このような人々を味盲といい，味盲の人々が苦いと感じることができない物質を味盲物質という．味盲物質は，すべて−NCS−という独特の構造をもつ化合物で，味盲の人々もその他の物質に対する味覚は正常である．

(2) 味覚変革物質　　ギムネマシルベスタという植物に含まれる**ギムネマ酸**は，一時的に甘味の感覚を抑制する．一方，ミラクルフルーツという種実を口に含む

と，すべての酸味を甘味に変えることができる．これには，その植物に含まれる**ミラクリン**というタンパク質が関与している．ギムネマ酸やミラクリンのように正常な味覚を変化させる物質を**味覚変革物質**という．ギムネマ酸は甘味受容体を阻害し，ミラクリンは酸性時にのみ甘味物質として作用し受容体を活性化することが報告されている．

C.　におい成分

におい（匂い，臭い）は外観とならび，口に入れる前の段階で私たちが手に入れることのできる食物の情報である．その情報により，私たちは「腐敗してないか」あるいは「ちょうどよい熟し具合か」などの判断が可能となり，食品の選択に大いに影響する．

においが感覚として認知されるためには，鼻粘膜中の嗅細胞が刺激されなければならない．におい成分は揮発性であり，その分子量は300以下である．一般に，においを感じとることができる最小濃度（嗅覚閾値）は，呈味の場合と比較して桁違いに低い(つまり感受性が高い)．

a.　においの分類

日常的に用いられるにおいの英語として，**アロマ**と**フレーバー**があるが，前者は口に含む以前の食物から生じ大気中を通じて鼻に伝わってくるにおいに対して，後者は口に含んだときに感じられるにおいをさし，味やテクスチャーをも包括した感覚(＝風味)として用いられる場合が多い．

食物のにおいは，食物がもともともっている生鮮香気，組織の破壊時に酵素の作用により生じるにおい，調理の際に生じる加熱香気などのにおい，微生物における酵素によって生じる発酵食品のにおいや貯蔵中に生成される好ましくないにおい(オフフレーバー)など，その生じる段階により分類される．

嗅覚を刺激する物質は，約40万種類あるといわれている．通常1つの食品のにおいは，数十から数百のにおい成分によって構成されているものであるが，1つの代表的成分がその食品のにおいを特徴づけている場合もある．バナナの酢酸イソアミルや干しシイタケに含まれるレンチオニンやハッカのメントールなどがそれにあたる．

食品添加物(一般飲食物添加物を除く)としての色の成分(着色料)や味の成分(苦味料，甘味料，酸味料，調味料)は指定添加物または既存添加物にリストされているが，においの成分(香料)の場合は指定添加物または天然香料にリストされている．

b.　果実や野菜などにおける生鮮香気

(1) 精油　　植物のにおい成分のうち，水蒸気蒸留法または搾出法によって分離して得られる揮発性の油を精油といい，それに含まれる成分で代表的なものは，柑橘類に含まれるテルペンとその誘導体で酸素を含むテルペノイドである（図

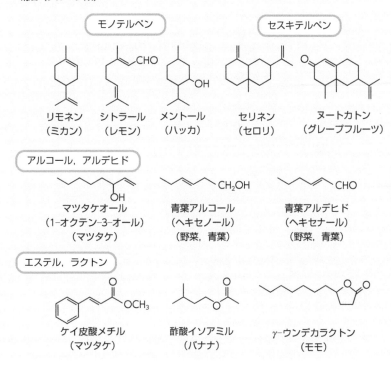

図 4.40　代表的な生鮮香気成分

精油（テルペン類）

モノテルペン

リモネン（ミカン）　シトラール（レモン）　メントール（ハッカ）

セスキテルペン

セリネン（セロリ）　ヌートカトン（グレープフルーツ）

アルコール，アルデヒド

マツタケオール（1-オクテン-3-オール）（マツタケ）　青葉アルコール（ヘキセノール）（野菜，青葉）　青葉アルデヒド（ヘキセナール）（野菜，青葉）

エステル，ラクトン

ケイ皮酸メチル（マツタケ）　酢酸イソアミル（バナナ）　γ-ウンデカラクトン（モモ）

4.40)．テルペン，テルペノイドは，イソプレンをその構成単位とし，におい成分として重要なのは，モノテルペン，セスキテルペンである．

(2) アルデヒド，アルコール，酸，エステルおよびラクトン　　新鮮野菜の香りは，C5 ～ C10 のアルコールや不飽和アルデヒドが主成分である．また果実においては，有機酸とアルコールとが反応してできたエステルがそのにおいの中心となっている場合や，ラクトンがそのにおいを特徴づけている場合がある．マツタケのにおいの主成分は，マツタケオール（1-オクテン-3-オール）とケイ皮酸メチルである（図4.40）．

c. 組織の破壊時に酵素の作用により生じるにおい

(1) 含硫化合物　　トマトの2-イソブチルチアゾールやアスパラガスのジチオラン類は，自然にその食品に備わっている含硫化合物のにおい成分である．一方で，食品にもともと備わっているのではなく，組織が壊された時に，二次的に生じる含硫化合物のにおい成分が多く存在する（表4.29）．

(2) 水産物のにおい　　一般に海水魚では，その死後時間の経過とともにトリメチルアミンオキシドが還元されてトリメチルアミンとなり，これが生臭みをもたらす．サメ類では，尿素が分解して生じるアンモニアのにおいも加わる．このほか，海水魚は一般に酸化されやすい高度不飽和脂肪酸を多く含み，これらから生じた過酸化脂質の分解物である揮発性成分がにおいの原因となる（脂質の自動酸化

所在	前駆物質	(作用する酵素)	生成される含硫香気成分
干し シイタケ	レンチニン酸	(γ-グルタミルトランスフェラーゼ) (アリイナーゼ) ほか	レンチオニン
タマネギ	1-プロペニルシステインスルホキシド	(アリイナーゼ) ほか	チオプロパナール S-オキシド
ニンニク	アリイン	(アリイナーゼ)	アリシン
カラシ, ワサビなど	シニグリン	(ミロシナーゼ)	アリルイソチオシアネート (カラシ油;辛味成分でもある)

表 4.29　組織が破壊された時に酵素の作用により生じる含硫化合物のにおい成分

参照).一方,淡水魚の場合は,リシンから生じるピペリジンおよびその代謝物,さらにコイやナマズでは微生物由来のゲオスミンなどがにおいの原因となる.

d. 調理により生成する加熱香気

　スクロース(またはグルコース)を180℃前後で加熱すると,カラメルとなり甘い香りを生じるようになる.カラメルは,フルフラール類をはじめ多数のにおい成分を含んでいる.また,タンパク質・アミノ酸・アミン類と糖質を含む食品を加熱すると**アミノカルボニル反応**(メイラード反応)が起こり,メラノイジンと総称される褐色色素を生じる(6章参照).このとき,一般に香ばしいにおいを生じるが,条件により生じるにおいは異なる.

e. その他のにおい

(1) スパイスのにおい成分　　スパイスは,食品に風味を与えて食欲を増進させるものの総称であり,香りをつけるものと辛味を呈するものとに大別される.しかしながら,ショウガ,ワサビ,カラシのように両方の性質をあわせもつものもある(辛味成分の項を参照).

(2) 茶・紅茶・コーヒーのにおい　　茶の香りは,300種類以上の成分が検出されている.茶の代表的なにおい成分には青葉アルコール(図4.40)やリナロールがある.緑茶は摘んだ生葉を直ちに蒸煮して葉中の酵素を失活させるのに対して,紅茶は,葉に含まれる酵素の働きにより発酵させる.この操作により,サリチル酸メチル,2-フェニルエタノール,ゲラニオールなどが生成される.

　コーヒーは焙煎により,香りを生じる飲料である.焙煎したコーヒー豆のにお

表 4.30　食品の代表的なにおい成分

食品群	食品名	におい成分
果実	ミカン	リモネン
	グレープフルーツ	ヌートカトン
	レモン	シトラール
	ブドウ	アントラニル酸メチル
	モモ	γ-ウンデカラクトン
	バナナ	酢酸イソアミル
野菜	キュウリ	トランス-2-シス-6-ノナジエナール（菫葉アルデヒド）
	キャベツ	3-ヘキセノール（青葉アルコール）, 2-ヘキセナール（青葉アルデヒド）
	ピーマン	2-イソブチル-3メトキシピラジン
	トマト	2-イソブチルチアゾール
	ニンニク	アリシン, ジアリルジスルフィド
	タマネギ	ジプロピルジスルフィド［（催涙成分）チオプロパナール S-オキシド］
	ダイコン	イソチオシアネート, メチルメルカプタン
	ハッカ（ミント）	メントール
豆	納豆	テトラメチルピラジン
キノコ	シイタケ	レンチオニン
	マツタケ	1-オクテン-3-オール（マツタケオール）, ケイ皮酸メチル
水産物	海水魚	トリメチルアミン, 脂質過酸化の二次生成物質, アンモニア（特にサメ・エイ類）
	淡水魚	ピペリジンおよびその代謝物,（池・沼などの魚）ゲオスミン
乳製品	生乳	ジメチルスルフィド, δ-デカラクトン
	発酵バター, チーズ	アセトイン, ジアセチル, 酪酸

い成分には，500種類以上の物質があるとみられる．焙煎したコーヒー豆とその抽出液であるコーヒーとでは，においが異なる．コーヒーでは，豆と比べてロースト香をもつフランチオール類やピラジン類が減少し，バニリンやメチオナール，ソトロン，フラネールなどの寄与が大きくなっているからである．

(3) 発酵食品のにおい　　チーズのにおいは，乳脂肪分やそれが変化してできたさまざまなラクトン，ケトン，エステル類により構成されている．納豆のにおい成分には，テトラメチルピラジンが含まれている．酒のにおいには，原料そのものに由来するもの，発酵により生じるもの，さらに加工・貯蔵を経ることにより備わるものがある．

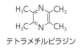

テトラメチルピラジン

　食品の代表的なにおい成分を表4.30にまとめた．

D.　嗜好に関するその他の要因

a.　茶，紅茶，コーヒーに対する嗜好

　すでに呈味成分の項目で述べたように，**カフェイン**は，コーヒーなどの苦味の

主成分である．しかし，この物質は神経系に作用し，脳や筋肉に興奮状態を起こさせる．カフェインを含む茶やコーヒーなどの飲料が，非アルコール性嗜好飲料として定着していることには，その神経作用が大きく関与していると思われる．

b．アルコール飲料に対する嗜好

アルコールとはこの場合エタノールをさし，大脳皮質に作用し酔いをもたらす．

E．　有害成分

「自然」「天然」由来のものは安全だと考える傾向がある．しかし，「自然」「天然」食品中にも人体に害をおよぼす物質は存在している．

a．食品に含まれる天然毒

(1) **魚介類**　最も有名なものはフグ毒，おもにその内臓，卵巣，皮に含まれるテトロドトキシンである．このほかに，魚介類に含まれる有毒成分としては胃腸，神経および循環器症状を誘発する耐熱性のシガテラ毒（サンゴ礁やその周辺に生育する魚に存在するシガトキシンなど），麻痺性の貝毒（サキシトキシンなど）などがある．これらの毒は魚介類が摂取した海洋細菌や単細胞藻類に由来する．

(2) **キノコ類**　キノコの毒は代表的な天然毒であるが，一般に考えられているほど毒キノコの種類は多くない．生命にかかわるものは数種類ほどで，タマゴテングタケに含まれるアマニチンなどのアマトキシン類やベニテングタケに含まれるムスカリンなどのアルカロイドなどが猛毒物質として知られている．

ムスカリン

(3) **その他**　植物にも有毒成分が存在しているが，多くの場合，それらは配糖体として存在し，生体内の酵素や腸内細菌により糖が除去され，青酸やチオシア

食品中の潜在的有毒成分

甲状腺肥大作用を示す SCN^-（チオシアネート）はアブラナ科の野菜などに含まれるグルコシノレート（カラシ油配糖体）から酵素の作用により生成する．SCN^-の作用はヨウ素の多量摂取（日本人の摂取量は多い）により防止できる．キャベツなどから生じるゴイトリン（熱に弱い）も同様に甲状腺肥大作用をもつ．しかし，その存在量がわずかなために問題にはならない．ウメ，アンズの未熟果種子におけるアミグダリン，ビルママメにおけるリナマリンなどは配糖体として存在しているが，腸内細菌の作用により糖がとれ青酸を生じる．これらは多くの場合調理により除かれるが，制限量以上に青酸配糖体を含むものは食用として適さない．ジャガイモの発芽で，芽と緑に変色した外皮周辺に生じるソラニンなどは非常に少量であり，中毒の発生は多くはないが，学校における児童・生徒の調理などで散発的な発生がみられ，注意を要する．

ゴイトリン

アミグダリン

ネート(甲状腺肥大を誘起する物質)を生成することにより毒性を示す.しかしながら,食品の可食部におけるこれらの物質の含有量は非常に少ないこと,ならびに低毒性のため,通常の食生活で深刻な中毒は起こりにくい.

b. その他の特殊な有毒成分

(1) プロテアーゼインヒビター　豆類などには**タンパク質加水分解酵素**(プロテアーゼ)を阻害する物質(**プロテアーゼインヒビター**)が含まれている.未加熱の大豆を動物に与えると成長は阻害されるが,加熱すると失活し,こうした現象は認められない.

(2) レクチン　豆類などに存在する**レクチン**は糖タンパク質や糖脂質の特定の糖鎖に結合する性質をもつ.血液と混合すると赤血球を凝集させることが知られている.摂取すると,小腸の吸収上皮細胞の表面の糖鎖と結合して栄養素の吸収を阻害する.しかし,レクチンも十分に加熱すると失活する.

(3) 突然変異誘発物質　生物のDNAに作用して突然変異を起こさせる物質を**突然変異誘発物質**という.これらは発がん性物質と重なることも多い.食品中の突然変異誘発物質はカビが産生するものや,調理加熱などにより二次的に生じる可能性のあるものが知られている(6章参照).

(4) アレルゲン　アレルギーをひき起こす原因物質を**アレルゲン**という.日本人の三大アレルギー食品としては卵,牛乳,小麦が知られているが,魚類,エビ,そば,果実類,ピーナッツ,そして大豆などもアレルギーの原因となることがある.アレルギーはアレルゲン分子が本来の性質や役割にかかわらず,生体にとって異物と認識されて誘起される生体異常反応である.

問題　食品の色についての記述である.誤りはどれか.
[平成 23 年度栄養士実力認定試験第 8 回問題 25]
(1) ナスの紫色の成分は,アントシアニン色素である.
(2) 卵黄の黄色は,キサントフィル色素である.
(3) 黄色大豆には,フラボノイド色素が含まれている.
(4) クロロフィルは,酸によりフェオフィチンになる.
(5) 肉の赤色色素ミオグロビンには,マグネシウムが含まれている.

---

5. 食品物性と官能評価

5.1 食品物性

A. 食品の物性とは

食品の物性は，食品の物理的性質（おもに力学的性質）を表し，食品を食べるときの口当たりや歯ごたえ，のど越しや舌触りに影響する．これらは物理的な味といわれることがあり，食品の物性はおいしさに大きく関与する．また，えん下困難者用食品では物性の適正さが求められることから，食品の安全性にも関与する性質である．

B. コロイドとは

ある物質がほかの物質に微粒子状に分散し，その分散粒子の大きさが1～100 nmのとき，**コロイド**という．分散粒子をコロイド粒子，分散させている物質が液体のとき，コロイド溶液という（図5.1）．分散粒子の大きさが普通の分子の大きさの（直径が1 nmよりも小さい）ときは分子分散系，分散粒子の大きさが100 nm以上の時は粗粒子分散系という．しかし，分子分散系，コロイド，粗粒子分散系の境界ははっきりとしていない．

a. コロイドの分類

コロイドは，分散させる相（分散媒）が気体・液体・固体のいずれかと，分散する相（分散質）が気体・液体・固体のいずれかによって分類される（表5.1）．

分散媒が水のコロイドは，分散粒子の水との親和力によっても分類される．水との親和力が強いコロイドを**親水コロイド**と呼ぶのに対し，水との親和力が弱いコロイドを**疎水コロイド**という．一般に食品では親水コロイドが多い．

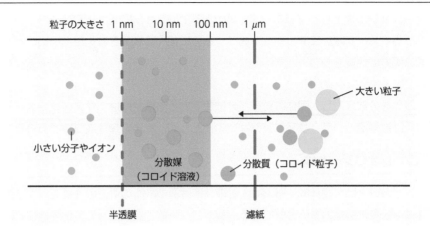

図 5.1 コロイドの模式図

表 5.1 コロイドの分類

分散媒 (連続相)	コロイド粒子 (分散相)	例	一般名 (分散系)
気体	液体	香りづけのスモーク，噴霧中の液体（霧，雲，煙，スプレー製品）	エアロゾル
	固体	小麦粉，粉ミルク，粉砂糖，ココア	粉末
液体	気体	ビール，炭酸飲料，ホイップクリーム，ソフトクリーム	泡
	液体	生クリーム，マヨネーズ，バター，牛乳中の脂肪球	エマルション
	固体	味噌汁，スープ，ジュース，牛乳中のカゼインミセル	サスペンション
		ソース，デンプンペースト，ポタージュ	ゾル
		ゼリー，水ようかん，ババロア，チョコレート	ゲル
固体	気体	パン，クッキー，スポンジケーキ，マシュマロ，各種乾燥食品	固体泡
	液体	吸水膨潤した乾燥食品（凍り豆腐，寒天），煮物，生体組織	固体ゲル
	固体	冷凍食品，砂糖菓子（薬の錠剤，色のついたガラスや宝石）	固溶体

b. ゾルとゲル

　コロイドのうち，流動するものを**ゾル**，流動しないものを**ゲル**という．　水を分散媒とするゲルを特に**ハイドロゲル**と呼ぶことがあり，その水を蒸発などにより乾燥させたゲルを**キセロゲル**という．棒寒天や凍り豆腐がキセロゲルの例である．ハイドロゲルの例として，こんにゃく，デザートゼリー，豆腐，カスタードプディングなどが挙げられる．

c. エマルション

　分散媒と分散質ともに液体で，分散質が液体粒子として分散している状態は**エマルション**もしくは**乳濁液**という．エマルションには，水の中に油滴が分散した**水中油滴型**（O/W），油の中に水滴が分散した**油中水滴型**（W/O）がある．O/Wエ

マルションの例としてマヨネーズ，W/Oエマルションの例としてマーガリンが挙げられる．安定なエマルションをつくるのに加える物質を**乳化剤**といい，水と油の両方の性質をもつ．

d. サスペンション

　液体を分散媒とし，固体微粒子が分散質である分散状態は，**サスペンション**もしくは**懸濁液**という．サスペンションの例として，果実の搾汁液が挙げられる．

C. レオロジーとは

　レオロジーは，固体的性質（弾性）と液体的性質（粘性）の両方の性質を示す粘弾性体を対象とした力学の分野である．レオロジー的性質によって，粘弾性体の変形や流動を特徴づけることがなされる．

a. 応力と歪，歪速度

　物質に変形を与えるためには，その物質に力を加えることになるが，同じ大きさの変形を与えるために必要な力は，変形を与える物質の大きさによって変わってくる．**応力**とは，単位面積あたりに働く力であり，物質の大きさによらない力を表現するために用いられる．応力の単位は力の単位（$\overset{ニュートン}{N}$）と面積の単位（m²）からN/m²または$\overset{パスカル}{Pa}$と表される．

　応力により生じる変形は**歪**で表現し，歪は元の長さに対する変化した長さの比として定義される．たとえば，長さlの物体がΔlだけ縮んだときの歪は$\Delta l / l$である．歪は無次元量である．物質が流れるときの，1秒あたりの歪の変化は歪速度で表し，単位はs^{-1}となる．

b. 弾性率

　歪が小さい範囲では応力と歪が比例関係にあり，このときの比例係数を**弾性率**という．すなわち，応力＝弾性率×歪である．弾性率とは物質の変形のしにくさを表しており，弾性率が大きいと変形しにくい，弾性率が小さいと変形しやすい物質といえる．単位はPaで表す．

　物質を伸長あるいは圧縮する時の弾性率を**ヤング率**（伸び弾性率）といい，物質の物体の伸びにくさあるいは縮みにくさを表す．ヤング率の値は金属で$10^{10}\sim$

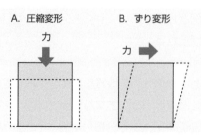

A. 圧縮変形　　　B. ずり変形

図5.2　圧縮変形とずり変形

10^{11} Pa，ゴムでは常温で10^6 Pa程度，みつ豆のカンテンでは常温で10^3 Pa程度である．

固定した面に対して平行に応力を作用させた場合の変形は**ずり変形**という（図5.2）．ずり変形の場合にも歪が小さい範囲では応力と歪が比例関係にあり，比例定数をずり弾性率や剛性率という．

c. 塑性

ある固体を変形させたときに，応力がある値以下では応力を除けば形が元に戻るが，ある値以上の場合，応力を除いても形が元に戻らない場合がある．変形が元に戻らない性質を**塑性**という．

塑性を示す食品はバター，マーガリンがある．バターの塑性を利用して，バターの形が層状の生地を焼くことで，パイやデニッシュ生地が作られる．

d. 粘度

粘度は，応力を歪速度で割った値と定義されている．すなわち，応力＝粘度×歪速度である．粘度が高い物質は流れにくい，粘度が低い物質は流れやすいといえる．応力と歪速度との間に比例関係がなりたつ場合，歪速度が変化しても粘度の値は一定である．このような流体を**ニュートン流体**という．粘度の単位はPa·sである．水や油，砂糖溶液，一般的なジュースなどがニュートン流体であり，20℃での水の粘度は約10^{-3} Pa·sである．

e. 非ニュートン流体

食品はニュートン流体でないものも多く，それらは**非ニュートン流体**という．ソースに用いられるデンプン糊液をずり変形させると，歪速度（ずり速度）の増加につれて，粘度は減少する．この現象を**ずり流動化**という．これに対して，ずり速度の増加につれて，粘度が増加する現象を**ずり粘稠化**という．

ホイップクリームのように一定の応力を加えないと流れ出さない場合，その流れを生じさせるのに必要最低限の応力を**降伏応力**という．降伏応力をもつ物質の流動は，**塑性流動**という．

マヨネーズを速く撹拌した後ただちに低ずり速度で粘度を測定すると，撹拌する前よりも値が小さくなるが，一定の時間静置することによって粘度が撹拌する前の値に回復する．この現象を**チキソトロピー**という．

一方，静置しただけでは粘度はほとんど回復しないが，遅い流れを加えると粘度の回復が加速される現象を**レオペクシー**という．

ダイラタンシーはずり速度の増加とともに粘度が増加する現象のことで，そのような流体をダイラタント流体と呼ぶ．カタクリ粉などのデンプンを高濃度で水に分散させたものはダイラタント流体である．

f. 粘弾性

粘弾性体では，一定の応力を加えると時間とともに徐々に歪が増加するような

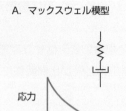
A. マックスウェル模型

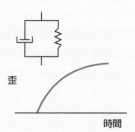
B. ケルビン・フォークト模型

応力
時間

歪
時間

図 5.3　マックスウェル模型とケルビン・フォークト模型

現象がみられる．これを**クリープ**という．また，粘弾性体を瞬間的にわずかに引き伸ばし，その歪を一定に保つと，それを維持するのに必要な応力は時間とともに減ってくる．この現象を**応力緩和**という．粘弾性体を，バネ（バネは引っ張るとその力に比例して伸び，力を除くとすぐに元に戻る）とダッシュポット（注射器に液体を入れたようなモデルで，瞬間的に引き伸ばすことはできない）を組み合わせた模型で示すことがある．バネとダッシュポットが直列に結合したものを**マックスウェル模型**（図5.3（A））といい，応力緩和の説明に，並列に結合したものを**ケルビン・フォークト模型**（図5.3（B））といい，クリープの説明に用いられる．

　時間とともに周期的に変化する歪を粘弾性体に与えたときに生じる応力は，弾性成分と粘性成分に分けることができる．この測定は**動的粘弾性測定**と呼ばれ，比較的短時間でなおかつ大きな変形を伴わずに粘弾性を調べることができる．

D.　テクスチャーとは

　食品の**テクスチャー**は，口当たりや歯ごたえ，喉越しなどにその性質が現れる．食品がもつ物性を，人が口腔内で感知する性質ともいえる．また，**食感**という言葉で表現されることもある．固体状の食品については，特に日常多く摂取する固体状食品（米飯やパン，めん類，豆腐など）は，テクスチャーがおいしさを決める要因

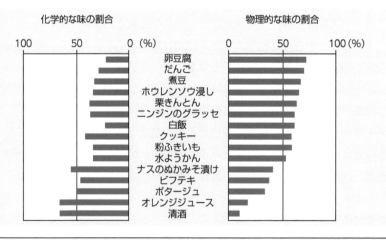

化学的な味の割合　　　　　　　　　　物理的な味の割合

卵豆腐
だんご
煮豆
ホウレンソウ浸し
栗きんとん
ニンジンのグラッセ
白飯
クッキー
粉ふきいも
水ようかん
ナスのぬかみそ漬け
ビフテキ
ポタージュ
オレンジジュース
清酒

図 5.4　各食品のおいしさに貢献する化学的な味と物理的な味の割合
［松本仲子，松元文子，調理科学，**10**, 97-101（1977）より作成］

として重要であるという報告がある（図5.4）．最近は咀嚼・嚥下困難者の増大に伴い，誤嚥防止・安全な食べ物の設計にもテクスチャーが欠かせないという見方がされるようになってきた．

a. テクスチャーの機器測定

テクスチャーの機器測定として代表的な方法は，**一軸圧縮試験機**で食品を2回繰り返し圧縮し，その時得られる力と変形の関係を得る方法である．

図5.5のように，台の上に設置した固体または半固体試料をプランジャーで圧縮するか，または試料より面積の小さいプランジャーを貫入させるかして，力と変形の関係をみる．プランジャーの最下端と台との距離をクリアランスという．

b. 硬さ，付着性，凝集性

2回繰り返し圧縮試験を行う機器は，**テクスチュロメータ**という．特別用途食品のえん下困難者用食品には，テクスチュロメータで測定した**かたさ，付着性，凝集性**についての基準値が設けられている．

図5.6は2回繰り返し圧縮試験で得られる力の時間変化を示している．かたさは，1回目に圧縮をしていくときの最大の力（H）のことである．付着性は，図のA_3に相当し，1回目のプランジャーを持ち上げるときに試料から引き戻される力に起因すると考えられている．スナック菓子などは破壊後に砕片となってプランジャーにくっつかなければ付着性の値はゼロに近くなり，もち状の食品はプランジャーを引き戻そうとする力が働き，この値は大きくなる．凝集性は，A_2/A_1で定義されており，$A_2 = A_1$，すなわち凝集性が1となるような試料は食品構成要素のつながりが強いとか，まとまりが良いなどと解釈されている．しかし，これ

図 5.5　一軸圧縮試験

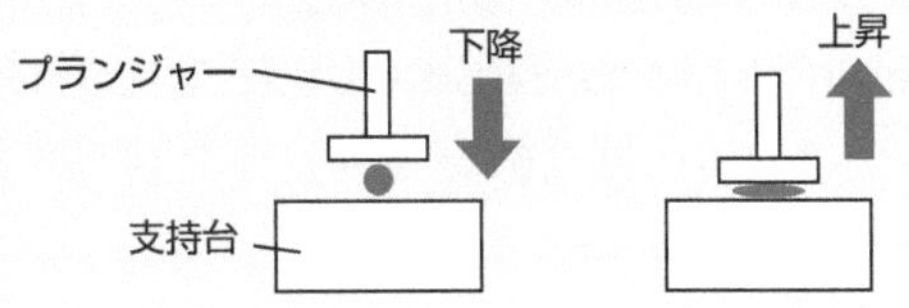

図 5.6　2回繰り返し圧縮試験で得られる力の時間変化

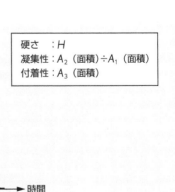

硬さ　：H
凝集性：A_2（面積）÷A_1（面積）
付着性：A_3（面積）

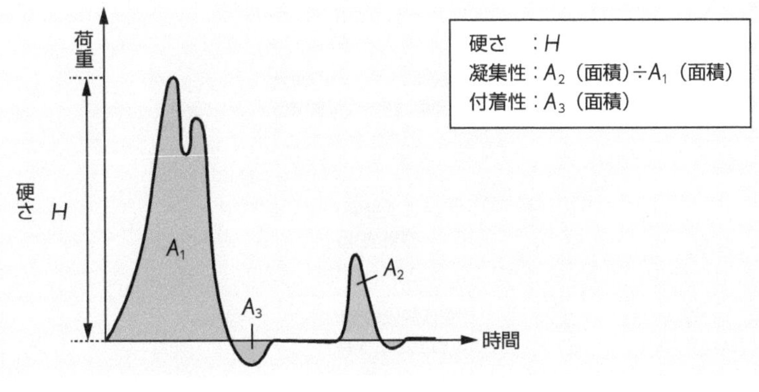

は食品自体が形状を保っているものに限りいえることで，容器に入れた液状食品について凝集性の値を求めて議論すべきではない.

c. テクスチャーの評価

テクスチャーの評価には，機器測定に加えて**官能評価**によって評価する方法がとられる. 官能評価でテクスチャーを表現するのに用いるさまざまな用語について，国際標準化機構(ISO)は，用語の標準規格を定めており(ISO 5492)，その用語を利用すると国際標準となっているテクスチャー用語を使うことになる. しかし日本人は400種以上の用語でテクスチャーを表現しているといわれており，実際の官能評価の際には，対象の食品のテクスチャーを表現するのに適切であると思われる用語を用意する. テクスチャー用語について，「しなやかな」という用語は柔軟の意味をさす，「もろい」とは咀嚼により急速に破壊する性質をさす，などの説明をして，官能検査をする人が用語について共通の認識をもってから評価を行う.

5.2 │ 官能評価

A. 官能評価とは

食品には3つの機能がある. 一次機能が栄養機能，二次機能が感覚機能，そして三次機能が生体調節機能である（7章食品の機能性参照）. **官能評価**とは，食品のもつ二次機能，すなわち味，におい（通常，快適なものを「匂い」，不快なものを「臭い」と表現する），物性あるいは色といった食品のおいしさを構成する諸性質をヒトの視覚，嗅覚，味覚といった種々の感覚を「計測器」として評価する方法のことである

図 5.7　食品の3つの機能と官能評価

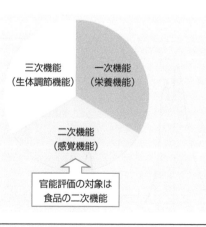

三次機能
（生体調節機能）

一次機能
（栄養機能）

二次機能
（感覚機能）

官能評価の対象は
食品の二次機能

（図5.7）.

　ヒトの感覚には個人差があり，また同一人物でもそのときの気分や環境によって感じ方が変わるため，ヒトを「計測器」とすることによって得られる結果は一見バラバラのように見える．このため，官能評価の結果は信頼できないとする誤解も多い．しかしながら，試験環境を整え，適切な試験方法を選び，統計学や心理学の考え方を導入すると，ヒトの感覚は見事な「計測器」に変貌する．

　高度な分析機器が発達した今日にあっても，食品のもつ二次機能を評価する場面では，しばしばヒトの感覚（視覚，聴覚，嗅覚，味覚，触覚）が分析機器よりも優れた「計測器」として役だつ．たとえば，ヒトの嗅覚は，ガスクロマトグラフィーなどの機器では検出できないほど微量のにおい成分を感知できることが多い．また，個々の呈味成分やにおい成分の分離分析には機器分析のほうが威力を発揮するものの，食品の味，におい，食感などの総合評価あるいは好みの評価となると官能評価に頼らざるを得ないのが現実である．

B.　官能評価の方法と結果の評価

　官能評価は，①試験計画（試験目的の明確化，試験方法の選定など）→②検査員集団（パネル）の選定と訓練→③質問用紙（回答カード）の作成→④試験試料の調製→⑤試験の実施→⑥試験結果の集計→⑦統計解析（有意差の検定など）の一連の手順で行われる．個々の検査員の判定は単なる計測値の一つとして扱われ，検査員全員の判定結果を集計し，統計的な解析を行ってはじめて客観的な評価が下される．

a.　試験計画の重要性

　官能評価によって得られる結果の信頼性は，試験計画の準備性によって左右されるといっても過言ではない．官能評価の試験計画に際して検討し，留意すべきおもな要件を以下に列挙する（これらの要件の影響については表5.4参照）．これらの要件の1つでもおろそかにすると，信頼できる試験結果を得られなくなる．

　　①試験目的は何かを明確にする　　　②最適な試験方法の選択

　　③試験の日時と場所の設定は適切か　　④検査員の選定および訓練方法は

　　⑤温度・湿度や照明の設定は適切か　　⑥質問用紙の形式は適切か

　　⑦試験試料の準備と提示の仕方（記号の付け方など），その手順が決められているか

b.　嗜好試験と識別試験

　官能評価は，その目的によって大きく**嗜好試験**（嗜好型官能評価）と**識別試験**（分析型官能評価）に分けられる．

（1）嗜好試験　　「どの調理法が消費者に好まれるか」「どのフレーバーが商品のイメージにふさわしいか」などヒトの好みや嗜好を調査する場合を嗜好試験という．嗜好試験の特徴は，得られる結果が食品や試料の品質特性に左右されるのではなく，判定するヒト（厳密には，たとえば「20歳代女性」など特定の集団）の嗜好に左右され

る点である．このため，得られる結果は食品や試料の客観的な評価ではなく，主観的な評価である．嗜好試験では，少なくとも30～50名の検査員が必要であり，多い時には数百名の検査員を用いることもある．

(2) 識別試験　「保存によって味に変化は生じていないか」「素材を変えたことで，品質が変化していないか」など食品の品質特性を比較・評価する場合を識別試験という．識別試験の特徴は，嗜好試験の場合とは逆に，得られる結果がヒトの嗜好に左右されるのではなく，試料の品質特性に左右される点であり，得られる結果が正しいか否かを客観的に評価することが基本的に可能である．識別試験では，最低限10名程度の検査員が必要であり，20～30名の検査員が得られれば理想的である．

c. 官能評価法の種類と特徴

　官能評価の方法にはいくつかの種類があり，良好な結果を得るには試験の目的に応じた適切な方法を選択する必要がある．表5.2に代表的な方法とそれらが嗜好試験あるいは識別試験に適合するかどうかを示す．また，表5.3には比較する食品の数が2つの場合と3つ以上の場合とに分け，それぞれに対応する代表的な

表 5.2　代表的な官能評価の方法と嗜好試験，識別試験への適合性
○：適合する．△：場合によって適合する．×：適合しない．

試験方法		適合性	
		嗜好試験	識別試験
強制選択法	2点嗜好試験	○	×
	3点嗜好試験	○	×
	2点識別試験	×	○
	3点識別試験	×	○
選択法		○	△
順位法		○	○
評点法		○	○
一対比較法	シェッフェの一対比較法	△	○
	ブラッドリの一対比較法	△	○

表 5.3　比較する食品の数に応じた官能評価の方法とその特徴
○：情報が得られる．△：情報が得られる場合もある．×：情報は得られない．

比較する食品の数	相応する方法	差の有無[3]	差の大小[3]	順位[3]
2	強制選択法[1]	○	×	－
	一対比較法[2]	○	○	－
3以上	選択法	△	×	△
	順位法	△	×	○
	評点法	△	△	○
	一対比較法[2]	○	○	○

[1]　強制選択法：2点嗜好試験，2点識別試験，3点識別試験など
[2]　一対比較法：表5.2参照
[3]　差の有無：差の有無に関する情報が得られるかどうか，差の大小：差の大小に関する情報が得られるかどうか，順位：順位に関する情報が得られるかどうか

方法とそれらが提供する情報の種類（差の有無，差の大小，順位）を示す．以下に強制選択法，選択法，順位法，評点法，一対比較法およびSD法の概要を記す．

(1) 強制選択法　　2つの食品の特性や好まれ方に差があるか否かを評価する場合に有用である．代表的なものに2点識別（嗜好）試験，3点識別（嗜好）試験，1：2点識別試験などがある．特性や好まれ方に差がある場合でも，その差の大小を知ることはできない．「わからない」，「どちらとも言えない」などの回答が許されないので，強制選択法という．本法の統計的な解析は，二項検定による．

(2) 選択法　　3つ以上の食品の間の品質や好まれ方を比較したいときに有用な方法の1つである．3つ以上の食品をランダムに提示し，「最もにおいの強いもの1つを選べ」「最も嫌いなもの1つを選べ」などと指示するもの．本法の統計的な解析は，二項検定による．

(3) 順位法　　3つ以上の食品の間の品質や好まれ方を比較したい時に有用な方法の1つである．3つ以上（ただし，5〜6種類までが限度）の食品を提示し，「においの強いものから順に並べ変えよ」，「好きなものから順に並べ変えよ」などと指示するもの．食品の品質特性や好まれ方に明確な差があればあるほど，各検査員の回答する順序に高い一致性が認められるようになる．順位法の統計的な解析には，クレーマーの検定表やケンドールの一致性係数が用いられる．

(4) 評点法　　採点法ともいう．食品の品質や好まれ方を調べたいときや比較したいときに有用な方法の1つである．1つまたは複数の食品を提示し，それらの食品の品質や好みについて0〜5，1〜7，−3〜＋3などの数値尺度を使った評点を答えさせるもので，食品数が2つ以上の場合には，それらの間に差があるかどうか，差の大きさはどの程度かを同時にかつ簡便に知ることができるので，識別試験，嗜好試験のいずれにも，最も広く用いられている方法である．評点法の統計的な解析には一般に分散分析が用いられる．

(5) 一対比較法　　3つ以上の食品間の品質を比較したいときに有用な方法の1つである．3つ以上（ただし，4〜5種類が限度）の食品の2つずつを提示し，総あたり制リーグ戦のように比較させるもの．シェッフェの方法，ブラッドレイの方法およびサーストンの方法があるが，食品の官能評価ではシェッフェの方法が広く活用されている．統計的な解析には一般に分散分析が用いられる．

(6) SD法　　semantic differential法の略称で，嗜好試験において評価対象がヒトに与えるイメージ（印象）を総括的に把握したい場合に有用な方法（特性描写法）の1つである．「さっぱり」と「しつこい」，「かたい」と「やわらかい」あるいは「甘い」と「苦い」などの相反する形容語を両端に置いた5〜7段階の評定尺度を10〜30種提示して評価させるものである．統計的な解析には一般に因子分析や主成分分析が用いられる．特性描写法には，ほかにプロファイル法やQDA（quantitative descriptive analysis）法などもある．

d. 検査員集団（パネル）の選定

官能評価では，検査員として選ばれた人々の集団を**パネル**という．また，パネルを構成する個々の検査員をパネル・メンバーとかパネリストという．表5.4に嗜好試験に必要な嗜好型（主観型）パネルと識別試験に必要な分析型（客観型）パネルの選定に当たって求められる要件を示す．

e. 感覚判断に影響を与える因子

われわれの感覚判断には，種々の因子が影響するといわれているが，表5.5に列挙する因子は，官能評価の試験計画に際して特に考慮すべきものである．

表 5.4　嗜好型パネルと分析型パネルの要件と特徴

パネルの種類	パネルに求められる要件	パネル選定時の要件	適正人数
嗜好型（主観型）パネル	・自己の主観的な感情や好みをありのままに表現できる ・健康である ・試験に意欲的である	嗜好は，年齢や性別などによって左右されるため，ターゲットとする集団の嗜好を正しく代表するパネルを選定することが必要	・少なくとも30～50名 ・本格的な嗜好型試験では数百名
分析型（客観型）パネル	・一定水準以上の能力（識別能力，公正・妥当・安定な判断能力など）を有し，自己の感覚による客観的な判断ができる ・健康である ・試験に意欲的である	試験の目的に応じた適切な能力テスト（閾値評価）によって適格者を選定することが必要	・少なくとも10名程度 ・理想的には20～30名

表 5.5　感覚判断に影響を与える因子

因子	解説
検査員の健康状態	試験に対する関心（積極性，意欲）の有無なども含む
試験実施時期，実施時刻	たとえば，食事直後の食味試験は不適切である．検査員が疲労している週明けや週末は避けるべきである．検査員が参加しやすい時刻，また，企画者側にとっても準備しやすい時刻を選ぶべきである
試験場所の雰囲気	試験に打ち込める雰囲気，イライラさせない接し方や空間が必要である
質問文，尋ね方	わかりやすい質問文，答えやすい尋ね方が必要である
検査員の疲労・順応の効果	刺激の連続または継続によって感覚の判断力は低下する．これは，感覚の疲労（感度の低下）または順応（感度の一時的変化）が起こるためである．特に嗅覚試験では検査員が疲労しやすいので，欲張った試験は避けるべきである
検査員の訓練の効果	訓練によって検査員の判断能力は向上する
記号の効果	記号には，特定の意味やイメージをもつものがある
順序の効果	どれを先に評価するか，手に採るかで判定結果が変わるので，パネリストごとに提示順序を変えるなどの工夫が必要
位置の効果	どの試料をどの位置に置くかで判定結果が変わるので，パネリストごとに提示位置を変えるなどの工夫が必要
期待効果	特定の先入観が判定に影響することがある．官能評価用紙の作成等に当たっては，検査員に先入観を与えるような情報提供は極力避けるように留意すべきである

分析型パネルの識別能力と閾値について

分析型パネルの識別能力は，通常，閾値で判定される．閾値とは，刺激の存在あるいは2つの刺激の差を感覚的に識別できるかどうかの最小刺激量，すなわち境界（閾，しきい）となる刺激量のことである．閾値は，一般にヒトの年齢や身体状況などによって変化する．

問題　食品の物性についての記述である．誤りはどれか．

[平成22年度栄養士実力認定試験第7回問題24]

(1) 食品の舌ざわり，歯ごたえ，喉ごしなどの食感を総称して，テクスチャーという．

(2) エマルションには，水中油（滴）型と油中水（滴）型があり，バターは後者に属する．

(3) サスペンションは，液体の中に微粒子が分散したもので，味噌汁や果汁などである．

(4) ゼラチンは，加熱するとゲルになり，冷却するとゾルになる．

(5) 食品の物理的性質は，硬さ，凝集性，粘弾性，粘着性などの力学的特性値で示される．

6. 食品成分間反応

6.1 酸化

A. 酸素分子とフリーラジカル

空気中に存在する酸素分子は**三重項酸素**($^3O_2$)といわれ，図6.1に示される電子配置をしている．分子は1つの軌道に2つの電子が対になって配置する（電子対）ことで安定化するが，$^3O_2$には2個の対にならない電子(不対電子)が存在する．不対電子をもつ化学種は遊離基（ラジカルあるいは**フリーラジカル**）といわれ，$^3O_2$はラジカルである．不対電子には対になろうという性質があるため，ふつうラジカルは反応性に富んでいる．しかし，$^3O_2$そのものは安定であり，$^3O_2$から生じた不安定な活性酸素種の反応性は大きい（図6.1）．これらのうち，**スーパーオキシド**($O_2{}^{\cdot-}$)，**ヒドロキシラジカル**($HO^{\cdot}$)はラジカルであるが，過酸化水素(H_2O_2)と一重項酸素($^1O_2$)はラジカルではない．食品中に生じるこれらの活性酸素種は食品成分と反応し，品質低下をひき起こす．

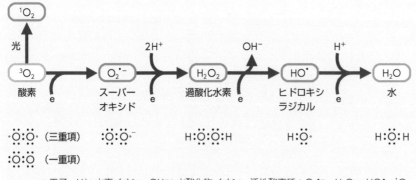

図 6.1 酸素分子から活性酸素生成の経路

B. 脂質の自動酸化

　天ぷら油を空気中に放置しておくと少しずつ酸化されて不快臭が発生する．これは油脂の**自動酸化**であり，空気中の$^3O_2$が油脂の不飽和脂肪酸に結合する反応である．食品に含まれる脂質も食品加工や調理の過程で自動酸化されやすく，食品劣化の原因となる．

　この反応はラジカル連鎖反応で進行し，**ヒドロペルオキシド**やカルボニル類，重合物などさまざまな酸化生成物を生じる（図6.2）．反応は，①開始反応，②成長反応，③停止反応に分けられる（図6.3）．開始反応では，まず不飽和脂肪酸（LH）から水素原子（H•）が引き抜かれて不飽和脂肪酸ラジカル（L•）が生じる．HO•などのラジカル種や放射線，紫外線などがこの反応をひき起こす．生じたラジカル（L•）はすみやかに$^3O_2$と反応して脂質ペルオキシラジカル（LOO•）となる．脂質ペルオキシラジカルは反応性に富んでおり，他の不飽和脂肪酸（LH）から水素原子を引

図6.2　脂質の自動酸化反応の経路

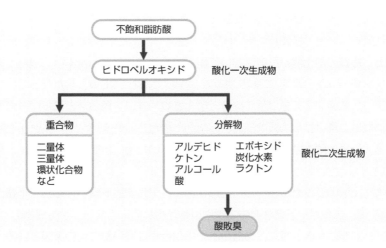

図 6.3　脂質の自動酸化反応機構

開始反応

$$LH + X^\bullet \longrightarrow L^\bullet + XH$$

$$LH \xrightarrow{\substack{\text{放射線}\\\text{紫外線}}} L^\bullet + H^\bullet$$

成長反応

$$L^\bullet + {}^3O_2 \longrightarrow LOO^\bullet$$

$$LOO^\bullet + LH \longrightarrow LOOH + L^\bullet$$

停止反応

$$LOO^\bullet + LOO^\bullet \longrightarrow LOOL + O_2$$

$$LOO^\bullet + L^\bullet \longrightarrow LOOL$$

$$L^\bullet + L^\bullet \longrightarrow L{-}L$$

$X^\bullet$ ：反応開始ラジカル
LH ：脂質
$L^\bullet$ ：脂質ラジカル
$LOO^\bullet$ ：脂質ペルオキシラジカル
LOOH ：脂質ヒドロペルオキシド

き抜いて一次生成物である脂質ヒドロペルオキシド(LOOH)となって安定化する．しかしこの反応で別の不飽和脂肪酸ラジカル($L^\bullet$)が生じる．このラジカルから同じ反応が繰り返して進行する．これが成長反応であり，脂質ペルオキシラジカルを介したヒドロペルオキシドの生成が連鎖的に進み，不飽和脂肪酸が減少する．ある程度反応が進行したあと，ラジカルとラジカルが反応して非ラジカルとなって反応が停止する．一方，蓄積した脂質ヒドロペルオキシドは熱や酸，アルカリあるいは金属イオンの作用で分解し，アルコキシラジカル($LO^\bullet$)や脂質ペルオキシラジカル($LOO^\bullet$)を生じる．油脂中に微量でも脂質ヒドロペルオキシドが存在すると，その分解により生じたラジカルが開始剤($X^\bullet$)となって連鎖反応をひき起こす．

$$LOOH \longrightarrow LO^\bullet + HO^\bullet$$

$$LOOH \longrightarrow LOO^\bullet + H^\bullet$$

　なお，脂質の酸化開始反応において脂質から引き抜かれる水素は二重結合に挟まれたメチレン基の水素（二重アリル水素という）である（図6.4）．したがって，この二重アリル水素を多くもつ脂肪酸ほど酸化されやすい．魚油などに多い多価不飽和脂肪酸は二重アリル水素を多く含むため，酸化されやすい．モノ不飽和脂肪酸であるオレイン酸では二重アリル水素を含まないため，自動酸化はほとんど起こらない．

　一方，上述のラジカルがさらに反応すると，アルデヒド類，アルコール類，ケトン類，酸，エポキシド類などの二次生成物が生じる．これら二次生成物のうち，アルデヒド類やケトン類などのカルボニル化合物は強い酸敗臭の原因となる．

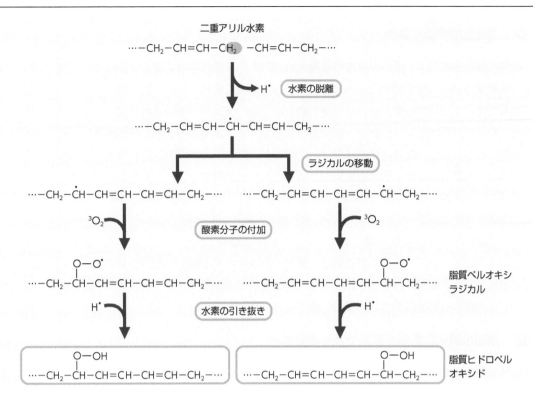

図 6.4　二重アリル水素の脱離からヒドロペルオキシド生成への経路

また，重合反応が起こると二量体（ダイマー）や三量体（トリマー）が生成する（図6.2）．これら油脂の酸化生成物を大量に摂取すると嘔吐や下痢症状などが起こる．

C.　光増感酸化反応

可視光を吸収して励起される色素が食品中に存在すると，励起色素が脂質の水素を引き抜いたり，共存する酸素分子を励起して**一重項酸素**（$^1O_2$）を発生する．リボフラビンやクロロフィル色素にこの作用があるため，これらの色素と脂質が共存した食品に光があたるとこの反応が起こり，脂質ヒドロペルオキシドが生成する．これを**光増感酸化反応**といい，露光した食品の劣化に関与することが多い．

一重項酸素の反応

一重項酸素（$^1O_2$）は励起された酸素分子の一種であるが，ラジカルではない．この状態の酸素分子は不飽和脂肪酸の二重結合にすばやく付加してヒドロペルオキシドをつくる性質がある．精製過程でフェオフィチンなどのクロロフィル色素が残った植物油脂では，露光下で一重項酸素が発生しやすい．クロロフィルの分解物の１つであるフェオホルビドは光増感酸化反応により光過敏症をもたらすと考えられている．

D. 酸化生成物の反応性

脂質の酸化生成物は，それ自体が酸敗臭や毒性をもたらすばかりでなく，食品中に共存する他の有用な成分と反応して食品を劣化に導く場合が多い．酸化反応の過程で生じたラジカルは，タンパク質との反応では，タンパク質の重合が起こるとともに，メチオニン，リシン，ヒスチジン，システインなどのアミノ酸残基が分解される．一方，乾燥状態ではタンパク質のペプチド結合が切断して低分子化することもある．また，酸化生成物のうち，アルデヒド類はタンパク質中のアミノ基などと反応して不溶化する（シッフ塩基の形成）．

$$RNH_2 \quad + \quad OHC-CH_2-R \quad \longrightarrow \quad R-N=CH-CH_2-R$$

（アミノ基）　　　（アルデヒド基）　　　　　　（シッフ塩基）

このように，タンパク質との反応では，重合，不溶化による消化性の減少やアミノ酸の変質などにより栄養価が減少する．酸化生成物はカロテノイド色素やクロロフィル色素とも反応するため食品の色調低下の原因にもなる．

E. 油脂の酸化に関与する因子とその防止

油脂や油脂を含む食品の脂質酸化に関与する因子としては，まず酸素がある．酸素を遮断するために窒素封入や真空包装などが行われているが，最近では鉄粉を主体にした脱酸素剤（酸素吸収剤）がよく用いられる．また，温度や光は酸化を促進するため，冷蔵保存や光を遮断した包装あるいは容器の使用がすすめられる．一方，抗酸化剤（酸化防止剤）を添加することも有効な方法である．ラジカル開始反応に遷移金属イオン（Co, Cu, Fe, Mn, Ni）が関与することが多いことから，クエン酸などの金属キレート剤が抗酸化剤として作用する．一方，ハムやソーセージ，食肉中の脂質の酸化では，肉の色にかかわるヘム化合物が酸化を促進する．酸化型のメトミオグロビンやメトヘモグロビンが脂質酸化をひき起こしやすく，この場合にはキレート剤では防止できない．しかし，連鎖反応を断ち切る抗酸化剤を添加することにより酸化反応を抑制することができる（表6.1）．

表 6.1　油脂の酸化に関与する因子と防止法

促進因子	防止法
高温	冷蔵
光（紫外線，青色光，光増感色素）	光の遮断・包装
放射線	抗酸化剤
過酸化物（酸化油脂）	抗酸化剤
微量金属触媒（遷移金属）	キレート剤
有機金属化合物（ヘム化合物）	抗酸化剤
酸素	脱酸素剤

鉄イオンによる酸化反応

油脂は金属イオンの存在により自動酸化されやすいが，金属イオンのうち，最も問題になるのは，鉄イオンである．遊離の鉄イオンの場合，還元型の二価鉄イオン（Fe^{2+}）は酸化型の三価鉄イオン（Fe^{3+}）より脂質酸化におよぼす効果が大きい．アスコルビン酸などの還元剤は Fe^{3+} を Fe^{2+} へ還元することで酸化促進剤としても働く．

F. 抗酸化剤（酸化防止剤）の種類とメカニズム

数多くの抗酸化剤が食品の酸化防止のために開発されているが，それらは**合成抗酸化剤**（表6.2）と**天然抗酸化剤**（表6.3）に分けられる．合成抗酸化剤には**ジブチルヒドロキシトルエン**（BHT）や**ブチルヒドロキシアニソール**（BHA）などのフェノール性物質がよく用いられてきた．しかし最近では，消費者の天然物指向のた

表 6.2 食品添加物として使用許可されている合成抗酸化剤（使用基準のあるもの）

*1 ブチルヒドロキシアニソールと併用の場合はその合計量．
*2 ジブチルヒドロキシトルエンと併用の場合はその合計量．
（2017 年 6 月 23 日更新）

品名	対象食品	使用量	作用
エチレンジアミン四酢酸カルシウムニナトリウム	缶詰・瓶詰め清涼飲料水	0.035 g/kg 以下（EDTA・Ca 2Na として）	キレート
エチレンジアミン四酢酸ニナトリウム	その他の缶詰・瓶詰め	0.25 g/kg 以下（EDTA・Ca 2Na として）	
エリソルビン酸			ラジカル捕捉
エリソルビン酸ナトリウム			ラジカル捕捉
グアヤク脂	油脂，バター	1.0 g/kg 以下	ラジカル捕捉
クエン酸イソプロピル	油脂，バター	0.10 g/kg 以下（クエン酸モノイソプロピルとして）	キレート
ジブチルヒドロキシトルエン（BHT）	魚介冷凍品（生食用冷凍鮮魚介類および生食用冷凍カキを除く），クジラ冷凍品（生食用冷凍鯨肉を除く）	1.0 g/kg 以下（浸漬液に対し）*1	ラジカル捕捉
	油脂，バター，魚介乾製品，魚介塩蔵品，乾燥裏ごしいも	0.20 g/kg 以下*1	
	チューインガム	0.75 g/kg 以下	
dl-α-トコフェロール			ラジカル捕捉
ブチルヒドロキシアニソール（BHA）	魚介冷凍品（生食用冷凍鮮魚介類および生食用冷凍カキを除く），クジラ冷凍品（生食用冷凍鯨肉を除く）	1.0 g/kg 以下（浸漬液に対し）*2	ラジカル捕捉
	油脂，バター，魚介乾製品，魚介塩蔵品，乾燥裏ごしいも	0.20 g/kg 以下*2	
没食子酸プロピル	油脂	0.20 g/kg 以下	ラジカル捕捉
	バター	0.10 g/kg 以下	

表 6.3　代表的な天然抗酸化剤

名称	所在
トコフェロール類（ビタミンE）	各種植物油
フラボン誘導体	各種植物
コーヒー酸誘導体	コーヒー豆など
ロズマノール・オイゲノール	香辛料
レシチン	卵黄
カテキン類	茶葉
リグナン類縁体	ゴマ種子
アントシアニン	果実

めに用いられなくなり，代わって，トコフェロール類やフェノール性の天然素材抽出物が用いられるようになっている．トコフェロール類やフェノール性抗酸化剤は脂質ペルオキシラジカルに水素を供与することにより，連鎖反応を止めるラジカル捕捉型抗酸化剤である．また，トコフェロール類とビタミンCを共存させると相乗的な抗酸化作用が見られるが，これはビタミンEラジカルをビタミンCが再生して，ビタミンEの効力を持続させるためである．キレート剤として利用されるクエン酸もビタミンEに対して抗酸化相乗作用を示す．これらを協力剤（シナージスト）という．一方，光増感酸化反応の抑制には一重項酸素消去物質が有効な場合がある．カロテノイド類やトコフェロール類には一重項酸素消去能があり，特にカロテノイド類の効力が強い．

トコフェロール類の抗酸化力の比較

トコフェロール類には4種の同族体が存在するが，日本人の食事摂取基準では，α体のみをビタミンEとしている．油脂の自動酸化に対する防止効果はα体<β体<γ体<δ体の順に強くなり，ビタミンE活性とは一致しない．これは，α体は油脂保存中に発生するラジカルとより速く反応してすぐに失われてしまうので，油脂の自動酸化防止にはα体よりもγ体やδ体のほうがより長く効力を持続するからである．

G.　タンパク質のジスルフィド結合形成

　タンパク質に起こる特徴的な酸化反応としてジスルフィド結合形成がある（図6.5）．これはタンパク質のシステイン残基が酸化剤により酸化されてS–S架橋が形成される反応である．ジスルフィド結合はタンパク質の立体構造形成にかかわっているため，食品の物性に大きく影響する．たとえば，パン生地（ドウ）の物

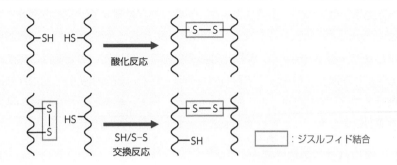

図 6.5　タンパク質の
ジスルフィド結合形成
反応

酸化反応

SH/S–S
交換反応

　　：ジスルフィド結合

性を改良するために，製粉後の熟成や改良剤（三酸化臭素カリウムやアスコルビン酸など）の添加が行われているが，これらの処理により小麦タンパク質のシステイン残基が酸化されてジスルフィド結合が形成されるため，ドウの粘弾性が増加する．ドウ物性の改良にはシステイン残基酸化反応とともにSH/S–S交換反応も関係している．

6.2 　加熱変化

A.　油脂の加熱劣化

　油脂を長時間高温加熱すると劣化が進行し，細かい泡立ちや着色，栄養価の低下が見られる．揚げ物では油脂を 160℃以上の温度で加熱するが，空気と接触する油脂表面では酸素が溶け込むため，**熱酸化反応**が進行する．この反応は自動酸化と同じラジカル連鎖反応である．しかし，生成物である脂質ヒドロペルオキシドは熱分解しやすいため蓄積せず，その分解物である揮発性アルデヒド類やケ

劣化油脂の毒性

酸化反応や重合反応による油脂の劣化においては，不快臭の発生，ビタミン類の減少，必須脂肪酸の減少による栄養価の減少だけでなく，反応生成物による毒性も大きな問題となりうる．動物実験では，劣化油脂を多量に摂取すると肝毒性が確認されている．ヒトでも多量に摂取すると，消化器系統の組織に障害が起こると考えられる．しかし，現在の食品加工保存技術を利用するかぎり，毒性が問題となるレベルにまで達した油脂を摂取することはほとんどない．

トン類あるいはアルコール類やエポキシド類などが蓄積する．天ぷら調理では揚げ物の水分による油脂トリアシルグリセロールの加水分解も起こり，遊離脂肪酸とグリセロールが出現する．熱酸化油脂の劣化度評価に用いる酸価はこの加水分解で生じた遊離脂肪酸を測定するものである．これは遊離脂肪酸の増加が熱酸化の進行と並行して起こることに基づいている．一方，酸素の届かない底のほうでは熱重合反応が進行し，重合物の形成とともに粘度が増加する．

B. タンパク質の加熱変化

　タンパク質溶液を加熱すると，水素結合，イオン結合，疎水結合などが切断されて立体構造が変化し，ゲル化したり凝固する（加熱変性）．一次構造の変化は起こらない．これは，タンパク質のペプチド結合が再構成して新しい網目構造をつくり，保水力や粘弾性などの性質が出現した状態である．タンパク質の加熱変性を利用した加工食品に卵焼きやかまぼこ，ちくわなどがある．タンパク質の凝固温度は約 50 〜 70℃であり，グロブリンやアルブミンが加熱変性を受けやすい．タンパク質を加熱すると，香気が発生する場合がある．システイン，シスチン，メチオニンなどの含硫アミノ酸からの硫化水素などの揮発性硫黄化合物が生成することによるが，これは不快臭の原因でもある．タンパク質を焙煎すると，アミノ酸残基のラセミ化反応やリシノアラニン形成が起こる（図6.6）．これらは，アルカリ処理でも起こる現象であり，タンパク質の消化性低下や栄養価減少の原因となる．

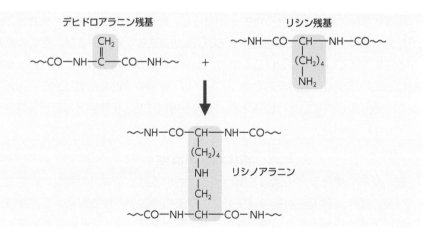

図6.6　タンパク質のリシノアラニン生成反応

6.3 | 糖・デンプンの加熱変化

　デンプンは得られる食品の起源により粒子の形が異なる．デンプン粒は，結晶領域と非晶領域からなり，結晶領域は凝集してデンプン分子が並んで**ミセル**を形成している．生のデンプン（β-デンプン）に，水を含ませて加熱すると，ミセル部分の水素結合が切れ，デンプン分子と水分子が水素結合を形成して，デンプン粒は膨潤する．この現象を**糊化**または**α化**という（図6.7）．この糊化温度はデンプン粒の起源により異なる．糊化したデンプンを放置しておくと，やがてアミロースが凝集し生デンプンとは異なるミセルを形成する．これを**デンプンの老化**といい，**β化**ともいう．デンプンの老化速度は水分が30～60%程度で最も大きく，また，アミロースの含量が高いほど大きい．低温（2～10℃）で起こりやすいが，凍結すれば起こりにくい．老化の防止法として，糊化したデンプンを80℃以上で水分を除去したり，凍結乾燥したり，スクロース，水飴，糖アルコールなどの糖類の添加が行われている．

　デンプンを直接または酸の存在下120～180℃で乾熱すると，グルコシド結合が切断され，水溶性のデキストリンが生成し，これを**焙焼デキストリン**という．このデキストリンには，α-1,4結合が切断され，一部α-1,2，α-1,3，β-1,2，

図6.7　デンプンの糊化と老化

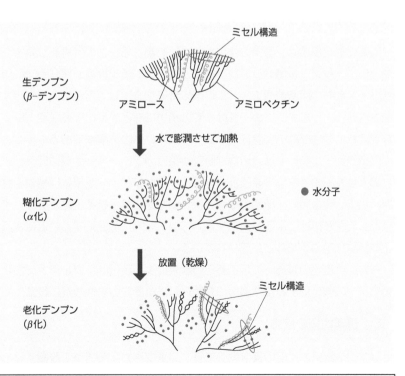

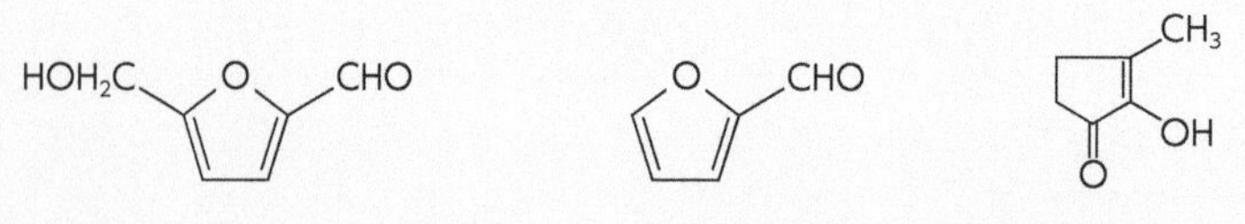

図 6.8 カラメル化で
生成する化合物

ヒドロキシメチルフルフラール　　　　フルフラール　　　　シクロテン

β-1,4，β-1,6結合が副生される．これらのグルコシド結合は消化酵素で分解できないため，加熱によって生成された難消化性デキストリンは水溶性食物繊維として利用されている．

　グルコース，フルクトース，スクロースやマルトースを150 ～ 200℃の高温で加熱すると赤褐色から黒褐色の濃厚な液状に変化する．これを**カラメル**といい，しょうゆやソース，菓子，コーラやウイスキーなどの着色料や風味づけに用いられている．この反応は酸やアルカリの存在下で急速に進む．グルコースに比べフルクトースはカラメル化しやすい．グルコースからはヒドロキシメチルフルフラールやフルフラールがスクロースからはシクロテンが生成する（図6.8）.

6.4 酵素反応

A. リポキシゲナーゼ

　脂質の酸化反応は，酵素の作用によっても起こる．この酵素を**リポキシゲナーゼ**といい，リノール酸やリノレン酸などペンタジエン構造（$-CH=CH-CH_2-CH=CH-$）をもつ脂肪酸やエステルに酸素分子を添加して脂質ヒドロペルオキシドを生成する．リポキシゲナーゼは多くの植物に存在するが，豆類やトマト，ナスなどで特に活性が高い．脂質ヒドロペルオキシドの分解物であるヘキサナールなどの揮発性アルデヒドは，新鮮な野菜や果実のフレーバー生成に関係し，豆腐などの大豆製品の不快臭の原因ともなる．リポキシゲナーゼ反応は植物性食品の保存，加工，調理時に，植物の細胞が傷ついた時に見られる現象である．その防止策として加熱処理による酵素の失活（ブランチング），酸性にすることによる反応抑止や抗酸化剤の添加などが行われている．

　一方，小麦粉の製造時に起こるこの酵素による酸化は，グルテンの酸化重合やカロテンの酸化による自然漂白にも関係し，小麦粉の物性改善に役立っている．

B. 酵素的褐変反応

　リンゴやジャガイモの皮を剥いたり，ゴボウやナスを切って放置すると褐変す

る．これは，果実・野菜類の中に含まれているポリフェノール類と酵素のポリフェノールオキシダーゼにより酸化反応が起こり，一連のキノン構造をもつ物質を順次生成して，やがて重合してメラニンを生成するためである（図6.9）．この変化を酵素的褐変反応という．この反応は，生鮮食品の加工や保存において大きな問題となっている．ポリフェノールオキシダーゼには，o-ジフェノールオキシダーゼ，クレソラーゼ，カテコラーゼ，チロシナーゼ，ラッカーゼなどがある．

　酵素的褐変反応の基質となるのは，ゴボウ，ナス，リンゴ，モモに含まれるクロロゲン酸，ジャガイモやマッシュルームに含まれるチロシン，ヤマイモ，リンゴやモモに含まれるカテキン類などである（表6.4）．

　食品の褐変を防止するためには，次の①〜⑥の方法が行われているが，完全に防止することは困難である．
①酵素を除去するために水にさらす
②酵素を不活性化するために90℃以上で数分間加熱する（ブランチング）
③食塩や亜硫酸などの酵素阻害剤を使用する
④アスコルビン酸のような還元剤を使用する
⑤クエン酸のような酸を加えてpHを3以下とする
⑥酸素との接触を防ぐために脱気をする

　紅茶は，ポリフェノールであるカテキンの酵素的褐変反応を利用した食品である．茶生葉を15〜20時間陰干しして生葉を萎れさせて葉をやわらかくし（萎凋），次の揉捻工程で茶葉をよく揉むことで細胞破壊を行った後，約25℃湿度90%以上の条件で30〜90分間発酵させ，最後に加熱乾燥して仕上げる．発酵中にポ

図6.9　酵素的褐変反応

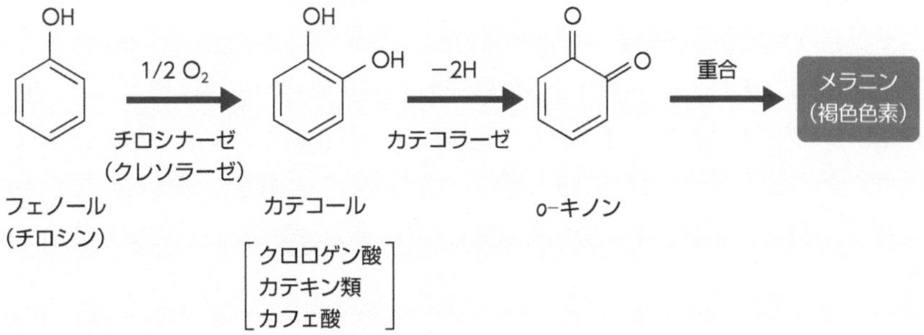

フェノール（チロシン）　→ 1/2 O₂ チロシナーゼ（クレソラーゼ） → カテコール　［クロロゲン酸 カテキン類 カフェ酸］ → −2H カテコラーゼ → o-キノン → 重合 → メラニン（褐色色素）

表6.4　ポリフェノール一覧
L-DOPA：3,4-dihydroxy-L-phenylalanine

ポリフェノール	含まれる食品
クロロゲン酸	ゴボウ，ナス，リンゴ，モモ，コーヒー
カテキン類	ヤマイモ，リンゴ，モモ
カフェ酸	コーヒー
L-DOPA	ジャガイモ，マッシュルーム

リフェノールオキシダーゼが働いて，茶葉中のタンニン物質（エピカテキンやエピガロカテキン）のカテコール構造からキノン型に変化させ，重合して赤色色素のテアフラビンを生成する（図4.37参照）．

C. プロテアーゼ

プロテアーゼ（タンパク質分解酵素）は，その活性中心の違いにより，①セリンプロテアーゼ，②金属（メタロ）プロテアーゼ，③チオールプロテアーゼ，④酸性プロテアーゼに分類される．また切断される基質分子上の位置により，①エンドペプチダーゼ（分子鎖内部の切断），②エキソペプチダーゼ（分子鎖のN末端あるいはC末端からの逐次切断）に分けられる．プロテアーゼは，種々のタンパク質を分解することにより，食品の品質に影響を与える．構造タンパク質が分解されれば，食品のテクスチャーを変化させる．食肉を軟化するための植物由来のタンパク質分解酵素製剤が市販されている（表6.5）．

プロテアーゼによる自己消化は，畜肉の解硬・熟成と大きなかかわりをもっているので，必ずしも問題となるわけではない．筋肉タンパク質は，熟成中に，まずペプチダーゼの作用でペプチドを生成する．続いてエキソペプチターゼがペプチドに作用し遊離アミノ酸を生成する．エキソペプチダーゼにはC末端から分解するカルボキシペプチダーゼとN末端から分解するアミノペプチダーゼがあるが，畜肉は，アミノペプチダーゼの活性が強い．熟成後に増加する遊離アミノ酸は，食味に大きく影響する．

分解産物である，アミノ酸やペプチドはうま味や苦味のような呈味成分を生じるので食品の嗜好性を変化させる．発酵食品，たとえばチーズ，納豆，塩辛製造においても，自己消化や微生物プロテアーゼが大きな役割を果たしている．

a. タンパク質の酵素分解で生成する呈味性ペプチド

（1）うま味ペプチド　しょうゆの窒素成分系呈味成分の主体は遊離アミノ酸であるが，ペプチド類も多く含まれる．構成アミノ酸にはグルタミン酸，アスパラギン酸，リシン，アラニン，ロイシン，イソロイシンが多い．みそのペプチドはグルタミン酸とアスパラギン酸が特徴的に多い．また，魚肉タンパク質をプロナー

酵素名	由来
パパイン	パパイヤ
ブロメライン	パイナップル
アクチニジン	キウイフルーツ
フィシン	イチジク
ショウガプロテアーゼ	ショウガ
マトリックスメタロプロテアーゼ-3	タマネギ

表 6.5　植物由来のタンパク質分解酵素

ゼで処理して生成するペプチドでN末端にグルタミン酸をもつグルタミン酸オリゴペプチドには，うま味がある．

(2) 苦味ペプチド　　カゼイン（牛乳），大豆タンパク質，ツェイン（トウモロコシ）などをプロテアーゼで分解すると苦味を呈するペプチドが生成する．チーズは，熟成中に4個のプロリンとフェニルアラニン，グリシン，イソロイシンが各1個結合した苦味ペプチドを生成する．また，大豆タンパク質をペプシン，カゼインをトリプシンで加水分解すると苦味のあるペプチドが生成する．これらのペプチドは，疎水性アミノ酸であることが多い．また，シクロデキストリンの添加で，苦味を抑えることができる．

　チーズを製造する際に牛乳を凝固させるために**レンネット**（仔牛の第4胃の抽出液で，プロテアーゼのキモシンを含む）を添加する．キモシンによりκ-カゼイン中のペプチド鎖の105番目のフェニルアラニンと106番目のメチオニン間のペプチド結合が切断され，カゼインミセルが不溶化して凝集する．チーズは，この特性を利用して製造される．

D.　その他の酵素

　α-アミラーゼは，動物，植物，微生物など広く存在し，α-1,4結合をランダムに切断するエンド型の酵素であり，液化酵素とも呼ばれている．α-アミラーゼはデンプンなどを加水分解してオリゴ糖やデキストリンを生成するため，おもな用途として水飴やグルコース製造時の前段におけるデンプンの液化，酵素分解デキストリンの製造，およびパンの製造の際，老化防止など広範囲で利用されている．β-アミラーゼは麦芽やサツマイモなどの植物に存在し，非還元末端からマルトース単位で切断する．**グルコアミラーゼ**は，非還元末端からグルコース単位で切断する．**イソアミラーゼ**は，アミロペクチンのα-1,6結合を切断する（図6.10）．

　食品中では，フラボノイドを含むポリフェノール化合物などは，グルコースなどの糖類と配糖体（グリコシド）を形成している．配糖体の結合様式は，β-配置が多い．カテキンやイソフラボンの配糖体，ならびにルチンおよびアミグダリンな

図6.10　デンプン分解酵素と分解様式

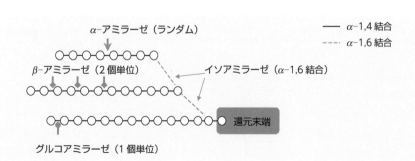

135

どはβ-グルコシドとして存在している．これらを加水分解する酵素としてβ-グルコシダーゼが知られている．

　植物には，呈味や物性の変化を目的として利用される酵素が多く存在している．ヘスペリジナーゼおよびナリンギナーゼは，それぞれ柑橘類の苦味成分であるヘスペリジンおよびナリンギンに働き，それぞれを糖類とアグリコンであるヘスペレチンおよびナリゲニンを生成する．ヘスペリジナーゼやナリンギナーゼは，ミカン缶やジュースの白濁，苦味を抑えるために利用されている．ペクチナーゼやペクチンエステラーゼは，果実の過熟成に関係する酵素である．ペクチナーゼは，ペクチンを分解する触媒能をもつ酵素の総称で，ポリガラクツロナーゼ，ペクチンエステラーゼなどがある．ポリガラクツロナーゼがペクチンやペクチン酸のα-1,4結合を分解し，ペクチンエステラーゼは，ペクチンのメチルエステルを加水分解して軟化させ，また水溶性を高める．ペクチナーゼは，混濁ジュースの清澄化に利用される．ワサビやカラシの辛味はミロシナーゼによりシニグリンを分解してアリルイソチオシアネートを生成する．ダイコンの辛味はミロシナーゼによりグルコシノレートを分解して，イソチオシアネートを生成する．ネギ類の催涙性因子であるチオプロパナールS-オキシドは，調理・加工過程でアリイナーゼの

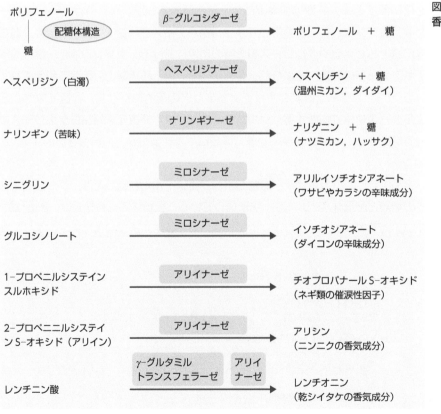

図6.11　植物の味や香りに関係する酵素

作用により1-プロペニルシステインスルホキシドから生成される．ニンニクの香気成分2-プロペニルシステインS-オキシド（アリイン）は，アリイナーゼによりアリシンから生成される．乾シイタケを水で戻した時の香気レンチオニンは，レンチニン酸にγ-グルタミルトランスフェラーゼとアリイナーゼが働いて生成したものである（図6.11）．

6.5 | 成分間反応

A. アミノカルボニル反応

アミノカルボニル反応は，アミノ基をもつアミノ化合物とカルボニル基をもつカルボニル化合物が反応して，メラノイジンという褐色を呈する物質を生成する反応である．発見者の名前にちなんで**メイラード反応**とも呼ばれている．食品には，タンパク質，ペプチド，アミノ酸などのアミノ化合物と還元糖が含まれ，また，脂質が酸化することで生成するカルボニル化合物も含まれることもあり，調理・加工，貯蔵の過程で容易に起こる反応である．アミノカルボニル反応に影響する条件を表6.6に示す．

褐変による着色が好ましい例としては，みそ，しょうゆ，パン，クッキー，コーヒー，ココア，ビール，ウイスキーなどがあげられる．一方，脂質過酸化物が関与した魚の油焼け，冷凍状態での水分の昇華による酸素との接触による酸化と褐変反応（冷凍焼け）や凍り豆腐の貯蔵中の着色，フライドポテト調理時の遊離アスパラギン酸と糖とのアミノカルボニル反応とその後のアクリルアミドの生成などは，好ましくない例である．

アミノカルボニル反応の反応機構は，初期，中期，後期の3段階に分けられる（図6.12）．初期段階は，糖とアミノ化合物が縮合して窒素配糖体のグリコシルア

表6.6 アミノカルボニル反応に影響する条件

条件	反応性
糖の種類	ヘキソースに比べてペントースのほうが反応しやすい
アミノ酸の種類	リシン，アルギニンなどの塩基性アミノ酸の反応性が高い
pH	pH 5.0 以下の酸性では反応が遅く，塩基性が高まるにつれて反応は速くなる
水分活性（Aw）	0.6 ～ 0.7（水分含有量 10 ～ 15%）の範囲で反応は速く進む
温度	高いほど反応が速く進む
金属イオン	鉄や銅イオンは触媒として働き反応を促進する
酸素	酸素は反応を促進する．酸素を除き，不活性ガスを充填すれば反応を防止できる
亜硫酸	カルボニル基と結合して反応を防止できる

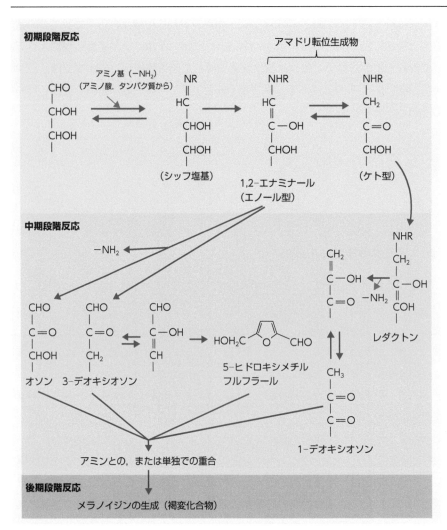

図 6.12 アミノカル
ボニル反応の反応機構

ミンを生じ，シッフ塩基を経てアマドリ転位生成物を生じる．このアマドリ転位
反応は不可逆的反応である．

　中期段階は，アマドリ転位生成物からアミノ化合物や水素が取れて，デオキシ
オソン，グルコソン，ジケトンなどのジカルボニル化合物を生成する．加熱によ
る脱水でフルフラールも生成する．しょうゆやみその着色物質は，3–デオキシ
グルコソンからつくられるといわれている．

　後期段階は，中間生成物のジカルボニル化合物やフルフラールにアミノ化合物
が再び反応して，褐色した高分子のメラノイジンを形成する．メラノイジンには
抗酸化性が認められている．

　アスコルビン酸は野菜，果実などに多く含まれている．還元作用があるため酵
素的褐変を防止する目的で果汁などに添加されるが，条件によっては逆に分解さ

れて褐変することがある．アスコルビン酸は空気中の酸素によって酸化されデヒドロアスコルビン酸になり，さらに分解，重合して褐変する．金属イオンはこの反応を促進する．

B. 亜硝酸塩の反応

＊1 旧称ニトロソミオグロビン（p.98参照），＊2 旧称ニトロソミオクロモーゲン

ハム・ソーセージ，ベーコンなどの塩漬け肉において，塩漬け時に発色剤として硝酸塩（KNO_3，$NaNO_3$）や亜硝酸塩（KNO_2）を加えることがある．これは一酸化窒素（NO）を生じさせ，ミオグロビンに結合させることにより安定な鮮赤色を示すニトロシルミオグロビン[＊1]にするためである．ニトロシルミオグロビンが加熱変性したニトロシルヘモクロム[＊2]は赤色で安定である（図6.13）．

図 6.13　亜硝酸塩，硝酸塩の効果

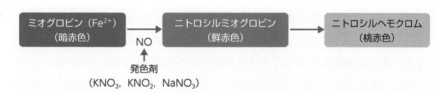

C. ニトロソアミンの生成

ニトロソ化合物とは，ニトロソ基（−N＝O）をもつ有機化合物のことである．強い変異原性を示すものが多く，特に食品の分野では，魚肉などに存在するジメチルアミン，野菜中の硝酸塩（口腔内，腸内細菌によって亜硝酸塩に変化）または加工肉製品の発色剤として使用される亜硝酸塩などが，酸性条件下で反応してN−ニトロソアミン類を生成する．ニトロソアミンの中には，発がん性などの生理活性が知られる物質がある．しかしながら，第二級アミンと硝酸塩や亜硝酸塩などを同時に摂取しても，ビタミンCやリシンなどの食品成分が共存すればニトロソアミンの生成は抑制される．

問題　たんぱく質の変性についての記述である．誤りはどれか．
[平成 26 年度栄養士実力認定試験第 11 問題 28]
（1）物理的な処理や化学的な処理により，たんぱく質は変性する．
（2）変性たんぱく質は，一次構造が変化している．
（3）変性たんぱく質は，高次構造が変化している．
（4）酵素たんぱく質は，変性すると酵素活性が失われる．
（5）たんぱく質の変性を利用した食品に，豆腐やチーズなどがある．

---

7. 食品の機能性

　食品は，人が食用にする品物の総称であり，直接料理の材料としたり，そのまま食べたりされる．従来，食品の価値は「栄養があるか」もしくは「おいしいか」といったこと，すなわちエネルギー，タンパク質，脂肪，糖質，ビタミン，ミネラルなど必要な栄養素等を補給して生命を維持する機能（一次機能，栄養機能）や色，味，香り，歯ごたえ，舌触りなど食べた時においしさを感じさせる機能（二次機能，感覚機能）を中心に考えられてきた．しかしながら，食品は多種多様な成分から構成されており，この多種多様な成分の中には，①食物を消化吸収する消化器系，②血液やリンパ球などが流れる循環器系，③ホルモンの分泌を調節する内分泌系，④ウイルスや病原菌といった外部からの侵入を防衛する免疫系，⑤さまざまな情報伝達を行う神経系などを調節して人体の恒常性を維持し，健康の維持や回復，疾病の予防やリスク低減などに好ましい働きを発揮する機能（三次機能，生体調節機能）のあることが明らかにされた．

　食料不足の時代には，食品の一次機能が重視された．近年は一次機能である「栄養」や二次機能である「感覚（おいしさ）」が十分に満たされた飽食・グルメの時代となり，私たちの関心は，食品のもっている生体調節機能を活用して，疾患予防に対する「食」の役割を見直すことに移り，食品の三次機能が注目されている．

7.1 三次機能に関与する生体調節因子

　食品の三次機能に関与する生体調節因子はタンパク質，ペプチド，脂質，糖質およびその他の物質にわたって広く存在し，食品中に顕在的に存在する場合と潜在的に存在する場合がある．顕在的因子は食品中に活性型で存在し，①消化管腔内でそれ自体が機能を発揮する，②一部がそのまま体内に取り込まれて機能を発揮する，③ほかの食品成分との相互作用を介して機能を発揮するのに対して，潜

在的因子は消化後や代謝後に顕在化し，機能を発揮する．

顕在的因子の例としては，ビフィズス菌を活性化するオリゴ糖，食物繊維，糖アルコールなどがある．潜在的因子の例としては，牛乳タンパク質の消化後に生じるカルシウム吸収促進ペプチド，人乳・牛乳カゼイン・小麦グルテンの消化後に生じるオピオイドペプチド，イワシ・カツオ節の消化後に生じるアンジオテンシンⅠ変換酵素阻害ペプチドなどがある．

7.2 機能性を表示できる食品（保健機能食品）

機能性を表示できる食品は保健機能食品といわれ，特定保健用食品（通称トクホ），栄養機能食品，機能性表示食品がある（図7.1）．機能性表示食品は，食品に機能性を表示できるものとして，特定保健用食品，栄養機能食品に続いて，第3のジャンルとして創設されたものである．

図 7.1　機能性表示ができる食品（保健機能食品）

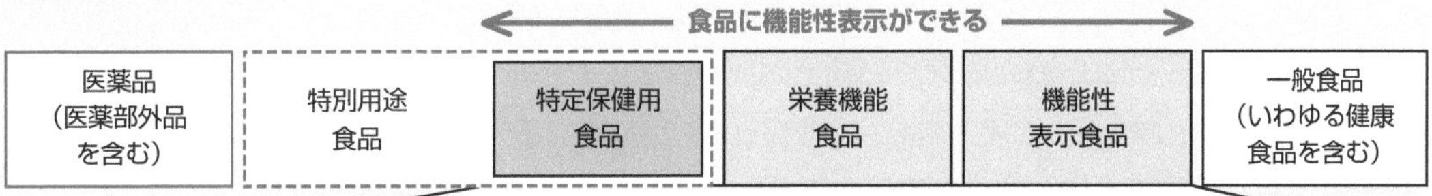

食品に機能性表示ができる

医薬品（医薬部外品を含む）	特別用途食品	特定保健用食品	栄養機能食品	機能性表示食品	一般食品（いわゆる健康食品を含む）

	特定保健用食品	栄養機能食品	機能性表示食品
対象となる食品	食品全般	ミネラル6種類（カルシウム, 鉄, 亜鉛, 銅, マグネシウム, カリウム）, ビタミン全13種類, n-3系脂肪酸のいずれかの成分を含む加工食品・生鮮食品	食品全般（対象外食品あり）
機能性の評価者	国（消費者庁）	―	事業者（企画）
必要な手続きなど	許可型 ●特定保健用食品（個別許可型） ●特定保健用食品（規格基準型*） ●特定保健用食品（疾病リスク低減表示） ●条件付き特定保健用食品 *許可実績が十分な場合個別審査なし	規格基準型 消費者庁が定めた上・下限値の規格基準に添っていれば，栄養成分の機能が表示できる．国への許可申請や届出は不要	届出型 消費者庁が定めたガイドラインに添って，商品での臨床試験もしくは，成分（食品）のシステマティクレビューを行い，その結果が基準に達していれば機能性表示可能
マーク	あり	なし	なし

A. 特定保健用食品

特定保健用食品（通称トクホ）とは，食生活において特定の保健の目的で摂取をする者に対し，その摂取により当該保健の目的が期待できる旨の表示ができる食品のことである．すなわち，身体の生理学的機能などに影響を与える機能成分を含んでおり，有効性や安全性に関する科学的根拠に基づき国が認可した食品のことである．通常の食品と異なり，特定保健用食品のマークをつけるためには，個別に審査され認可をうける必要がある．商品パッケージに記載できる文章も指定された表示のみしか利用できず，注意喚起表示も義務化されているなど購入するうえで消費者に誤解を与えないように配慮されている．

2005年2月より特定保健用食品は細分化され，認可方法の違いにより「個別許可型」，「規格基準型」，「条件付き特定保健用食品」の3種類に分類された．「個別許可型」については関与成分の疾病リスク低減効果が医学的・栄養学的に確立されている場合は，疾病リスク低減表示が認められ，従来よりも具体的な効果や効能が表示できるようになった．2005年2月以前の規格はすべて「個別許可型」であり，現在でも特定保健用食品の主流はこの「個別許可型」になっている．

規格基準型の特定保健用食品とは，許可実績が十分であるなど科学的根拠が蓄積されている関与成分について規格基準を定め，審議会の個別審査を行わずに消費者庁の事務局において規格基準の適否の審査を行い，許可する特定保健用食品のことである．それに該当する関与成分は，食物繊維（難消化性デキストリン，ポリデキストロース，グアーガム分解物）とオリゴ糖（大豆オリゴ糖，フラクトオリゴ糖，乳果オリゴ糖，ガラクトオリゴ糖，キシロオリゴ糖，イソマルトオリゴ糖）である．

条件付き特定保健用食品とは，特定保健用食品の審査で要求している有効性の科学的根拠のレベルには届かないものの，一定の有効性が確認される食品を，限定的な科学的根拠である旨の表示をすることを条件として，許可対象と認める特定保健用食品のことである．「○○を含んでおり，根拠は必ずしも確立されていませんが，△△に適している可能性がある食品です．」と表示できる．

特定保健用食品に，「疾病リスクの低減に資する旨の表示」が認められることになったが，許可される表示の内容は，関与成分の摂取による疾病リスクの低減が医学的・栄養学的に認められ，確立されているもののみとされている．現在の科学的知見で，疾病リスクの低減が医学的・栄養学的に広く認められ，確立されていると考えられるものはカルシウムと葉酸の2つで，「若い女性のカルシウム摂取と将来の骨粗鬆症になるリスクの関係」と「女性の葉酸摂取と神経閉鎖障害をもつ子どもが生まれるリスクの関係」の表示が認められている．

特定保健用食品として現在認可されている関与成分の機能性表示内容，想定される作用機序は表7.1のとおりである．

	保健の用途の表示内容	想定される作用機序	関与成分
腸管で吸収された後に機能を発現	血圧の上昇抑制	昇圧酵素であるアンジオテンシン変換酵素（ACE）の阻害活性をもつペプチド	ラクトトリペプチド，イワシペプチド，カゼイン，ドデカペプチド，ワカメペプチド
		副交感神経を刺激	杜仲葉抽出物中に含まれるゲニポシド酸
		交感神経からのノルエピネフリン分泌を抑制	γ-アミノ酪酸（GABA）
		血管弛緩作用	酢酸
	血中中性脂肪低下	肝臓での脂質合成を抑制する	高度不飽和脂肪酸（IPA，DHA）
	体脂肪が付きにくい	肝臓での脂肪酸のβ酸化を促進	茶カテキン
	骨の健康増進	骨の分解を担う破骨細胞を抑制し，骨の形成を担う骨芽細胞を活性化	塩基性タンパク質画分（MBP）
		骨形成にかかわるタンパク質，オステオカルシンを活性化	メナキノン（ビタミンK₂）高産生納豆菌
		副甲状腺ホルモン（PTH）の作用を阻害し，骨からのカルシウム溶出を抑制する	大豆イソフラボン
腸管内で機能を発現	整腸機能	有用微生物の増殖を助け，腸内環境を改善便量を増やし排便を促進	オリゴ糖，難消化性デキストリン，食物繊維などのプレバイオティクス群，ビフィズス菌類
	血中コレステロール低下	胆汁酸を捕捉	大豆タンパク質，キトサン
		コレステロールが腸管内で混合ミセルへ取り込まれるのを抑制	植物スアロール，リン脂質結合大豆ペプチド，低分子化アルギン酸ナトリウム，サイリウム種皮食物繊維
	中性脂肪低下	膵リパーゼを阻害	ポリフェノール重合体，グロビンタンパク質分解物
		小腸で中性脂肪に合成されにくいことに関係	ジアシルグリセロール
	急激な血糖値上昇を抑制	α-グルコシダーゼ活性阻害	難消化性デキストリン，グァバポリフェノール，豆鼓エキス
		アミラーゼ活性阻害	小麦アルブミン
		スクラーゼ活性阻害	L-アラビノース
	ミネラル吸収の促進	カルシウムの不溶化を抑制	CPP，CCM（クエン酸リンゴ酸カルシウム）
		大腸での短鎖脂肪酸による可溶化	フラクトオリゴ糖
		鉄の吸収が優れているヘム鉄の利用	ヘム鉄

表7.1　関与成分の
表示内容および作
用機序

B. 栄養機能食品

　栄養機能食品は，栄養成分の機能の表示をして販売される食品である．ビタミン全13種類，ミネラル6種類（カルシウム，鉄，亜鉛，銅，マグネシウム，カリウム），n－3系脂肪酸が栄養成分の機能を表示できるものとして許可されている．ビタミンK，カリウム，n－3系脂肪酸が2015年4月より新たに加わった．加工食品，錠剤カプセル形状食品，生鮮食品も対象食品に含まれる．栄養成分以外の成分の機能の表示や特定の保健の用途の表示をしてはならない．規格基準型のため，規格さえ満たしていれば届出なしに販売ができる．マークはない．

　栄養機能食品においては，規格基準（上限値・下限値），表示基準が設けられると

ともに，過剰摂取による健康危害の防止に配慮されている．

C. 機能性表示食品

消費者庁が定めた一定のルールに基づき，事業者が科学的根拠について，①最終製品を用いた臨床試験，②最終製品または機能性関与成分に関するシステマティクレビュー（研究論文などを総合的に評価して分析する手法）のいずれかの方法で科学的根拠について評価を行い，要件が揃えば事業者の責任で表示が可能となる．特定保健用食品と同様，加工食品だけでなく，生鮮食品（生鮮・農水産物）までもが対象食品となる．マークはないが商品のパッケージに「機能性表示食品」と明記され，トクホと同様の機能性表示ができるが，疾病名を含む表現はできない．

ただし，①特別用途食品，栄養機能食品（と重複できない），②アルコール含有飲料，③脂質，飽和脂肪酸，コレステロール，糖類，ナトリウムの過剰摂取につながる食品，④成分特定ができない食品は対象外である．

7.3 食品の機能性成分とその働き

A. 酵素阻害作用を示す成分

a. アンジオテンシン I 変換酵素（ACE）阻害ペプチド

血圧調節にはいくつかの機構がある．その一つにレニン–アンジオテンシン–アルドステロン系（図7.2）がある．これはアンジオテンシン I という物質がACEによって昇圧作用のあるアンジオテンシン II に変換されることによって血圧が上昇するしくみである．血圧降下作用ペプチド はこのACE活性を阻害することによって血圧の上昇を防ぐ．これまでにイワシ，マグロ，サケの頭部，カツオ節，ゴマ，ワカメ，キノコ，牛乳，大豆，小麦，酒粕，豚肉，ジャガイモなどの食品由来タンパク質の酵素分解物から，ACE阻害ペプチドが見つかっている．

b. アミラーゼおよびα–グルコシダーゼ阻害物質

糖質のうちでデンプンとスクロース（ショ糖）は食事から摂取される割合が最も多く，全体の80%になるといわれている．糖質の消化の過程は管腔内消化と膜消化に分けられる．デンプンはおもに膵液中のα–アミラーゼによってマルトース，イソマルトースに管腔内で分解され，さらに小腸粘膜刷子縁に存在する酵素であるα–グルコシダーゼ（マルターゼ，イソマルターゼ）によりグルコースに分解され（膜消化），吸収される．一方，スクロースは途中の消化器官で分解されずに小腸粘膜に達し，小腸粘膜刷子縁に存在する酵素であるスクラーゼによりグルコー

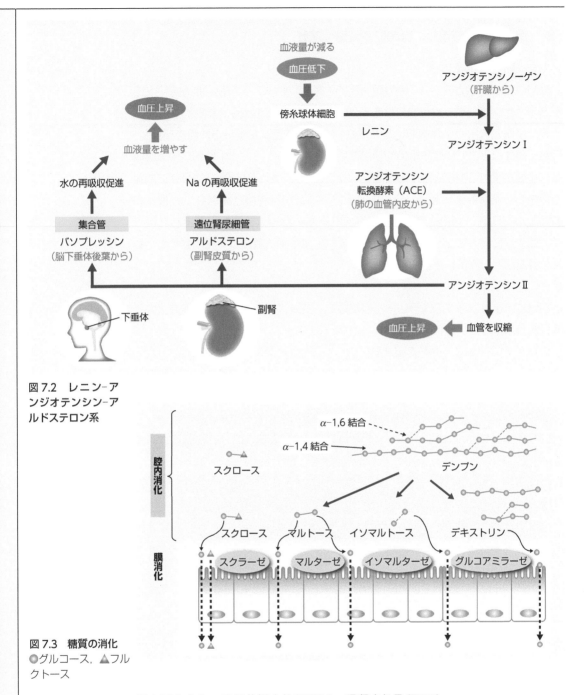

図 7.2　レニン-アンジオテンシン-アルドステロン系

図 7.3　糖質の消化
◉グルコース，▲フルクトース

スとフルクトースに分解され（膜消化），吸収される（図7.3）.

　アミラーゼ阻害剤はアミラーゼの作用を阻害し，α-グルコシダーゼ阻害剤はマルターゼやスクラーゼなどの作用を阻害する．カテキン類やフラボノイド類などのポリフェノールに，これらの阻害作用が期待されている.

B. 脂質代謝に作用し，循環器系に働く成分

a. 中鎖脂肪酸（MCFA）

MCFA：medium-chain fatty acids

MCFAは炭素数が8～10個の脂肪酸で，母乳，牛乳，乳製品の脂肪部分に3～5%，ヤシ油・パーム核油には5～10%程度含まれている．長鎖脂肪酸は吸収後に小腸粘膜内で中性脂肪に再合成され，リンパ管，左鎖骨下静脈を経由し，肝臓に運ばれるまでに脂肪組織や筋肉に取り込まれる．一方，中鎖脂肪酸は吸収後に小腸粘膜内で中性脂肪に再合成されることなく，リンパ管を経由せずに門脈を経由して直接肝臓に運ばれる．中鎖脂肪酸は長鎖脂肪酸と異なり，β-酸化されるためにミトコンドリア内へ取り込まれる際にカルニチンを必要としないので，速やかにミトコンドリア内に取り込まれエネルギー源として利用されるために，体脂肪として蓄積されにくい．

b. 植物ステロール

植物に含まれる種々のステロールの総称で，コレステロールと化学構造上の基本骨格が類似している（図7.4）．

コレステロールは，小腸で胆汁酸によってミセル化されて初めて吸収される．植物ステロールはコレステロールの化学構造が類似しているので，コレステロールと同様に胆汁酸によってミセル化される．したがって，植物ステロールはコレステロールのミセル化を競合的に阻害し，胆汁酸によってミセル化されるコレステロールの量を少なくする．ミセル化されなかったコレステロールは吸収されず

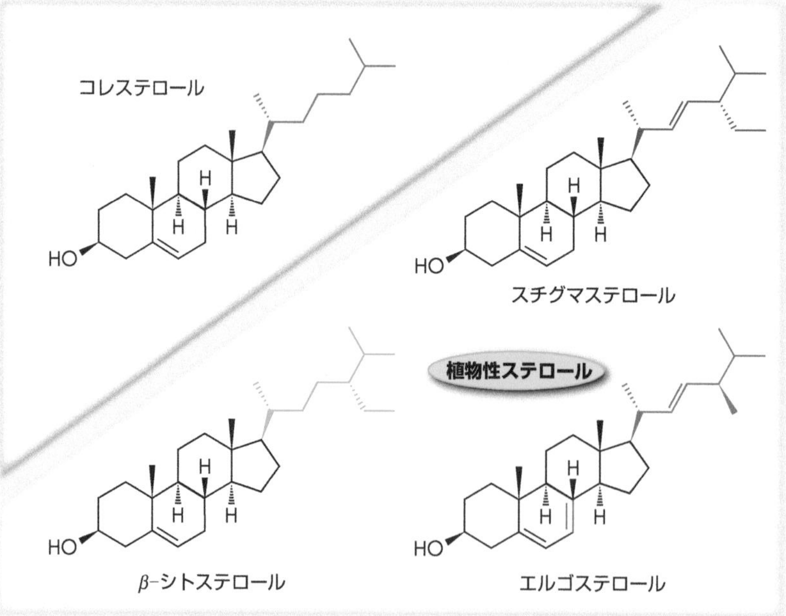

図7.4　コレステロールと植物ステロールの構造は似ている

コレステロール

スチグマステロール

植物性ステロール

β-シトステロール

エルゴステロール

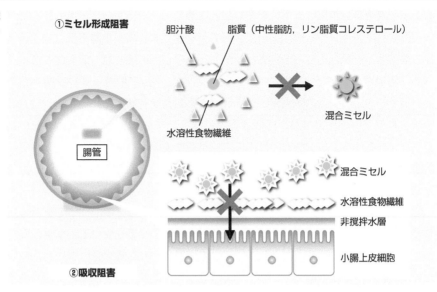

図7.5　水溶性食物繊維の血中コレステロール低下作用

①ミセル形成阻害

胆汁酸　脂質（中性脂肪，リン脂質コレステロール）

水溶性食物繊維

混合ミセル

腸管

混合ミセル

水溶性食物繊維

非撹拌水層

小腸上皮細胞

②吸収阻害

に体外に排泄される．その結果，植物ステロールが同時に存在していると，コレステロールの吸収がその分阻害され，体内へのコレステロール吸収量は減少する．一方，植物ステロールはミセル化されてもほとんど吸収されず，体外へ排泄されてしまう．

c．水溶性食物繊維

　粘性のある水溶性食物繊維は，①ミセルの形成を阻害する，②非撹拌水層を厚くすることによりコレステロールの小腸からの吸収を抑制し，血中コレステロール濃度を低下させる（図7.5）．

C．ミネラルの吸収を高める成分

a．カゼインホスホペプチド（CPP）

　CPPは牛乳の主要タンパク質であるカゼインにトリプシンなどの消化酵素を作用させて得られるホスホセリンに富むペプチドで，消化酵素によって分解されることはほとんどないといった抵抗性がある．カルシウムや鉄などのミネラルの吸収を促進させる．

　腸管から吸収できるカルシウムはイオンの形（水に溶けた状態）で存在するカルシウムのみである．食物より摂取するカルシウムは必ずしもイオンの形でなく，化合物（塩で水に溶けない状態）の形である場合が多い．しかし，食物が胃で消化される際，胃液が強酸性であることからカルシウムは一次的にイオンの形になる．しかし，十二指腸に移動して吸収される時点では，膵液の分泌によって弱酸性から中性域になり，カルシウムイオンは塩を形成するようになる．したがって，小腸の中で，いかにカルシウムをイオンの形のままで保つかの工夫もカルシウムの吸

収効率を高めるためには非常に重要なことである.

　摂取されたカルシウムは,いったん胃で可溶化されるが,小腸下部に達するとリン酸イオンと結合して不溶性のリン酸カルシウムが形成され,吸収されにくくなる.CPPはリン酸とカルシウムの結合を抑制し,弱アルカリ・リン酸存在下においてもカルシウムの可溶化状態を保持する能力を有するので,カルシウムは吸収されやすい状態になり,吸収が促進される.すなわち,CPPはカルシウムとキレートを作り,リン酸との反応による不溶性塩の形成を阻止し,カルシウムの吸収を促進する.

b. クエン酸リンゴ酸カルシウム(CCM)

　CCMとは,カルシウムにクエン酸とリンゴ酸を一定の比率に従って配合したものである.カルシウムは消化管内で酸やアルカリの影響を受けて溶解性が変わるため,吸収のされ方が変わる.しかし,CCMはその影響を受けず,カルシウムが常に水に溶けた状態にあって,その吸収が一定に保たれるような形態であるため,通常のカルシウムよりも体内への吸収率が良いとされている.

c. 難消化性糖質

　難消化性多糖類(食物繊維,レジスタントスターチ),難消化性オリゴ糖は胃・小腸では消化されず,大腸に運ばれ,腸内細菌により分解(発酵)され,短鎖脂肪酸を生じる.生じた短鎖脂肪酸によりミネラルは水に可溶化され,吸収されやすくなる.

D. 消化されにくく,おもに消化管腔内で機能を示す成分

　下記にそれぞれの難消化性糖質の個別の機能を示すが,大腸に達した難消化性糖質は,腸内細菌により分解(発酵)されて短鎖脂肪酸を生じる.生じた短鎖脂肪酸は**グルカゴン様ペプチド-1**(GLP-1,インクレチンという消化管ホルモンの一つで血糖依存性のインスリン分泌を促進する.食欲を抑制する作用もある)や**ペプチドYY**(PYY,消化管運動を制御して食欲を抑制する)の分泌を高め,糖代謝を改善する.

a. 難消化性オリゴ糖

　オリゴ糖(少糖類)は,一般に単糖類が2～10個程度結びついたものであるが,実際には3個以上の単糖が結合しているものをオリゴ糖と称することが多い.難消化性オリゴ糖は胃や小腸で消化されず,大腸に達し,腸内細菌に利用される.過剰摂取は下痢を起こす場合がある.**難消化性オリゴ糖**には,①整腸作用:大腸で腸内細菌により分解され,短鎖脂肪酸などを生成し,腸内細菌叢や便性を改善する,②抗う蝕性:虫歯菌による歯垢内で酸を生成しにくいか,しない.砂糖に比べて虫歯になりにくいが,100%虫歯にならないわけではない,③低エネルギー:消化性および吸収性が低いので,消化性糖質と比べると,その種類によって多少の差はあるが,約半分程度のエネルギーである,④ミネラル吸収促進:大

腸で腸内細菌分解され，有機酸を生じるので，腸内pHが低下し，ミネラルは溶解しやすくなり，吸収が促進されるなどの特性がある．

b. 糖アルコール

糖アルコールとは，糖のケトン基（＝CO）やアルデヒド基（−CHO）をアルコール（−CH₂OH）に還元して生成される糖の一種である．

甘味があるものが多い．小腸から体内への吸収が悪くエネルギーになりにくいため，低エネルギー甘味料として用いられるものがある（ラクチトール，マルチトール，マンニトールなど）．また虫歯の原因菌による酸への代謝がされにくいため，虫歯になりにくい甘味料という効能が謳われているものもある（キシリトール，ソルビトール，パラチノースなど）．アルデヒドやケト基をもたないので，アミノカルボニル反応を行うことがなく，加熱しても褐変しない糖素材である．

糖アルコールは甘味をもちながら，血糖値を急激に上昇させず，インスリン分泌を刺激しない．インスリン分泌を刺激しないため，リポタンパク質リパーゼ活性を高めないので，中性脂肪の体内蓄積防止効果があると考えられる．小腸で吸収されないため緩下作用を有するが，過剰に摂取すると鼓腸や下痢の原因となる．

c. 食物繊維

食物繊維には物理・化学的特性（保水能，膨形性能，イオン交換能，吸着・結合能，粘性，ゲル形性能，発酵性など）に依存した生理作用がある（図7.5）．

食物繊維は消化管各部位でいろいろな作用を介して生理効果を示し，便秘，静脈瘤，胃ヘルニア（裂孔ヘルニア），痔核，憩室症，大腸がん，糖尿病，脂質異常症，虚血性心疾患などの疾病に対して予防効果をもつと考えられている．たとえば，粘性の大きい**水溶性食物繊維**（ペクチン，グアーガム，コンニャクマンナンなど）の糖尿病予防効果は，胃内滞留時間の遅延および消化・吸収速度の遅延による過血糖の抑制によると考えられている．多孔質の**不溶性食物繊維**（小麦ふすまなど）は便量を増やし，便秘を改善するとともに，排便の際のいきみを軽減することにより静脈瘤，胃ヘルニア，痔核を予防すると考えられている．

d. レジスタントスターチ

従来，摂取したデンプンは小腸で完全に消化されるものと考えられてきたので，デンプンは単にエネルギー源としてのみ評価されてきた．しかし1980年代にEnglystらが，一部は消化されずに下部消化器官に流れ込むことをつきとめ，**レジスタントスターチ**（RS）と名付けた．その後，食品には異なるタイプのRSが存在することが明らかにされ，RSは，「健常者の小腸管腔内において消化・吸収されることのないデンプンおよびデンプンの部分加水解物の総称」と定義されている．RSには食物繊維と類似した生理機能のあることが明らかにされている．現在，RSは表7.2の5タイプ（RS1〜RS5）に分類されている．

表7.2 レジスタント
スターチのタイプ

RS1	粉砕が不十分な穀類や豆類のように貯蔵デンプンが細胞壁内に包み込まれているため，消化酵素がデンプンまで届かない
RS2	十分に加熱されていない未糊化のデンプンやアミロースの極めて多いデンプンなど，デンプンの粒子自体が消化されにくい
RS3	冷や飯やハルサメのように一度加熱されて糊化したあと，冷めたり保存する過程で一部のデンプンが再結晶して消化されにくい構造に変化したもの（老化デンプン）
RS4	加工デンプンの一種で，デンプンを化学修飾することで消化酵素が作用しにくくなったもの
RS5	デンプンが多い食品を油で調理した時にアミロースのなかに脂肪酸を取り込んだアミロース脂質複合体

E. 神経系に作用する成分

a. カプサイシン

　カプサイシンは唐辛子の辛味をもたらす主成分で，胃腸から吸収される．吸収されたカプサイシンは，脳に運ばれ，交換神経に働きかけ，副腎のノルアドレナリン分泌を活性化させる．ノルアドレナリンが白色脂肪細胞の表面にある$\beta 3$アドレナリン受容体（$\beta 3AR$）に結合すると，ホルモン感受性リパーゼが活性化され，貯蔵されている中性脂肪は脂肪酸とグリセロールに分解される．血中に放出された脂肪酸は褐色脂肪細胞に運ばれる．ノルアドレナリンが褐色脂肪細胞の表面にある$\beta 3AR$に結合すると脱共役タンパク質1（UCP1）が生成され，ミトコンドリアで脱共役が起こり，ATPの代わりに熱が産生される．この結果は体熱産生の増大（体温上昇）や発汗として感じることになる．この体熱産生の過程で生じる貯蔵脂肪の分解促進が体脂肪の減少へとつながるとされている（図7.6）．

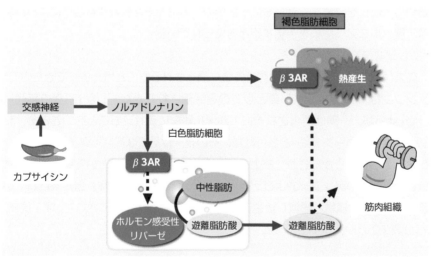

図7.6　カプサイシンの体脂肪分解促進作用

b. γ-アミノ酪酸（GABA）

アミノ酸の一種で，グルタミン酸から生成される．おもに抑制性の神経伝達物質として機能し，神経の鎮静作用を有すると考えられ，リラックスをもたらす役割を果たしている．また，末梢神経においては，血管収縮作用のあるノルアドレナリンの分泌を抑えることにより，血圧降下作用をもたらすとされている．

c. ゲニポシド酸

杜仲茶には数種類の杜仲葉配糖体が含まれており，その代表的な成分が**ゲニポシド酸**である．ゲニポシド酸には副交感神経に働きかける性質があり，この刺激で血管が拡張し，末梢血管の血流の抵抗が減って血圧の上昇を抑えることができると考えられている．

F. 免疫機能を活性化して免疫系に作用する成分

a. β-グルカン

β-グルカンはグルコースがβ結合でつながったもので，結合のしかたによってβ-1,4，β-1,6，β-1,3などに分かれる．代表的なβ-1,4グルカンとして紙の繊維質であるセルロースがあり，β-1,3グルカンに抗がん作用が認められる．β-1,3グルカンはがん細胞に直接働くのではなく，マクロファージ，キラーT細胞，NK（ナチュラルキラー）細胞を活性化する免疫賦活剤として働く．

β-グルカンを含む食品には大麦，キノコ類ではアガリクス，マイタケ，霊芝，シイタケなど，酵母類ではパン酵母，黒酵母などがある．大麦β-グルカンには食後の血糖値の上昇を抑制する効果，血中コレステロール値を低下させる作用，排便促進効果などもある．

G. 抗酸化作用を示す成分

ヒトは生存のために呼吸により酸素を取り込むが，このとき体内に取り込まれた酸素の一部は，エネルギー代謝の際に電子伝達系において還元を受け，スーパーオキシド，過酸化水素，ヒドロキシラジカルおよび一重項酸素などの**活性酸素種**に変わる．活性酸素種は生活習慣病の発症や老化の促進をもたらすと考えられている．活性酸素種による酸化障害を防ぐために，生体にはいろいろな活性酸素種除去機構が働いているが，生体に備わった機構に加え，食事由来の抗酸化性物質の摂取が健康維持に重要と考えられるようになった．抗酸化性物質はラジカルスカベンジャー（ラジカル捕捉剤）とクエンチャー（失活剤）に分類されるが，ポリフェノール類，ビタミンC，ビタミンEはラジカルスカベンジャーとして働き，カロテノイド類はクエンチャーとして働く．

a. ビタミン類

抗酸化作用を有するビタミンとしては，水溶性のビタミンC，ビタミンB_2（グ

ルタチオン還元酵素の補酵素として働く）と脂溶性のビタミンE，ビタミンAがある．

b. カロテノイド類

　カロテノイドの一重項酸素の消去活性は，二重結合の数が多くなるほど増大し，5以下ではかなり低い．**カロテン類**（α-カロテン，β-カロテン，リコペンなど），**キサントフィル類**（アスタキサンチン，β-クリプトキサンチン，ルテインなど）がある．カロテノイドの構造式は一つおきに二重結合が繰り返されたポリエン構造（二重結合と一重結合が繰り返され，基本の単位はイソプレン）を有しているのが特徴である．

c. ポリフェノール

　複数個のフェノール性ヒドロキシ基（ベンゼン環に直接ヒドロキシ基が結合している）をもつ物質の総称である．フェノール構造をもつ化合物はすべて抗酸化性を示すが，2個以上のフェノール性ヒドロキシ基が隣り合って結合した構造をもつ**ポリフェノール**は特にその作用が強い（図7.7）．ポリフェノールの特徴は，ビタミンCやビタミンEなどとは異なり，細胞間の水溶性部分，脂溶性部分，細胞膜でも抗酸化作用を発揮する点である．熱に強く，壊れにくいので調理の際に気をつけることは特にない．**フラボノイド系**と**フェノール酸系**に大きく分類される．

　フラボノイドは，多くの植物に含まれる淡黄色〜無色の成分の総称で，ベンゼン環2個（A環とB環）を3つの炭素原子で結合した構造（C6－C3－C6：ジフェニルプロパン構造）を基本骨格にもつ．その種類としてアントシアニン（ブルーベリーなど），カテキン（赤ワイン，茶，リンゴなど），フラバン（茶など），イソフラボン（大豆，クズ粉など），タンニン（茶，赤ワイン，柿，バナナなど），ルチン（ソバなど）などがある．

　フラボノイドの抗酸化性は，ヒドロキシ基の位置と数で決まることが多い．ヒドロキシ基が多いと苦みが増す．B環のカテコール構造（ラジカルを補足する）においてC－3，C－5のヒドロキシ基はラジカル捕捉活性を高める．この条件を満たすケルセチンなどはラジカル捕捉活性が高い．

　フェノール酸とは，カルボキシ基（－COOH）と1個以上のヒドロキシ基（－OH）を有する芳香族系の酸のことである．その種類としてリグナン（ゴマなどに含まれる，

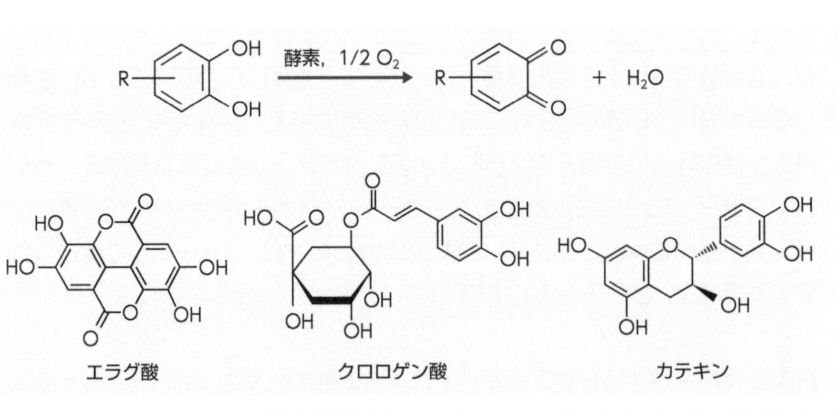

図7.7　ポリフェノールの抗酸化作用（R：側鎖）

エラグ酸　　　　　　　クロロゲン酸　　　　　　カテキン

セサミンなど），ジケトン類，エラグ酸（イチゴ，ザクロ，赤ラズベリーなど），クロロゲン酸（コーヒーなど），クマリンなどがある（図7.7）．

H.　腸内フローラ（腸内細菌叢）改善

a.　プロバイオティクス

　プロバイオティクスとは，腸内細菌のバランスを改善することで腸内フローラを整える生菌剤のことを指す．ビフィズス菌，乳酸菌が代表的なものである．プロバイオティクス効果をもたらすための菌株の基本的なプロバイオティクス適性として，一般的に消化管での生存性，通過性が求められている．これに関与する特性として，耐酸性，胆汁酸耐性が重要とされ，摂取した微生物が胃酸や胆汁酸によって死なずに大腸に到達することが必要と考えられるためである．また，消化管への接着性・定着性，病原微生物の抑制などの特性も重要とされている．

b.　プレバイオティクス

　プレバイオティクスとは，消化管上部で分解・吸収されず，大腸に達し，大腸内に生息する有用菌の選択的な栄養源となり，それらの増殖を促進し，大腸の腸内フローラ構成を健康的なバランスに改善・維持することによって宿主の健康に有利に作用する食品成分のことである．難消化性オリゴ糖，食物繊維などがプレバイオティクスとしての要件をみたす食品成分であると考えられている．

c.　シンバイオティクス

　シンバイオティクスとは，プロバイオティクスとプレバイオティクスを組み合わせたものである．

問題　食品成分とその機能性についての組み合わせである．誤りはどれか．
　　［創作問題］
（1）アンジオテンシンⅠ変換酵素（ACE）阻害ペプチド──血圧上昇抑制
（2）中鎖脂肪酸──体脂肪蓄積抑制
（3）糖アルコール──低エネルギー
（4）β-グルカン──免疫賦活
（5）植物ステロール──カルシウム吸収の促進

---

8. バイオテクノロジーと新しい食品

　世界の人口は1960年には38億人であったが，2016年には74億人を超え，さらに2050年には97億人になると予想されている．これをまかなう食料の生産量は，1960年の世界穀物生産量を基準にすると，2016年までに3.12倍に増加している．この間，収穫面積は1981年まで1.15倍に増えたものの，その後は2016年で1.10倍と頭打ちになっているが，単位面積当たりの収量は2.82倍に増大している．すなわち，世界穀物生産量の増加は，収穫面積の増大によるものでなく，単位面積当たりの収量の増加によるものであった．先進国では人口に対して生産量は過剰であるが，発展途上国ではこの逆である．今後，異常気象に伴う気候変動，土地の劣化と砂漠化，水不足，さらにはリン鉱物の枯渇に伴うリン酸肥料の不足などにより食料確保は困難になり，人口の爆発的な増加に伴って食料不足がより深刻さを増すものと思われる．これを打開するものとして，**バイオテクノロジー**という新技術が注目されている．耐寒性，耐乾燥性および病害虫に対する耐性をもつ植物の創製などが大きく期待されているのである．

　バイオテクノロジーは，バイオロジー（生物学）とテクノロジー（技術）から合成された用語であるが，生命工学または生物工学とも訳される．昔から使用されている発酵*や育種技術はオールドバイオテクノロジーと呼ばれ，遺伝子*を操作する遺伝子工学などの新技術はニューバイオテクノロジーといわれる．しかし，今日，バイオテクノロジーといえば，ニューバイオテクノロジーを意味する．

8.1　バイオテクノロジーとは何か

　バイオテクノロジーは生体利用技術と生体模倣技術に大きく分類されるが，食品の製造に関係する技術は主として生体利用技術である．生体利用技術には，遺伝子を操作する技術として組換えDNA技術，細胞を操作する技術として細胞融

*発酵：微生物の働きによって，物質が変化する現象を意味するが，この現象を利用して人間にとって有用な発酵食品が製造される．発酵食品として，清酒，ビール，醸造酢，みそなどがある．

*遺伝子：親の性質を子に伝える現象を遺伝という．この現象は，真核生物では，核に存在する，特定の染色試薬で染色され，顕微鏡で見ることができる染色体がある．この染色体は，遺伝現象を担う，長い紐状のDNA（デオキシリボ核酸）が特殊なタンパク質と一緒に折りたたまれ凝縮したもので，このDNAの中に遺伝情報の一つの単位として遺伝子が存在している．ヒトの場合，46本の染色体が存在し，遺伝子の数は約2万2,000個あると推定されている．

＊逆転写酵素：生物では，基本的にはDNAの情報を基に，RNAに転写し，そのRNAが翻訳されてタンパク質が生成されるという方向で遺伝情報は発現される．しかし，レトロウィルスの世界では，RNAの情報に基づいて特定酵素によりDNAが合成され，このDNAを基にして遺伝情報が発現される．この特定酵素は，通常のDNAからRNAへの転写とは逆のRNAからDNAへの転写反応を触媒するので，逆転写酵素と呼ばれる．
＊プラスミド：大腸菌などの細菌や酵母の核外に存在し，細胞分裂によって娘細胞へ引き継がれるDNA分子の総称である．一般的に環状の2本鎖構造をとり，染色体のDNAからは独立して複製を行う．遺伝子の運び屋であるベクターとして，特定遺伝子のクローニングや遺伝子の発現に利用されている．
＊形質転換とは：大腸菌などの細胞に，プラスミドなどの新しい性質をもった外来遺伝子を取り込ませ，元の細胞と異なった性質を賦与することをいう．Ampicilinの存在下で生育できない大腸菌にこれを分解する遺伝子をもったプラスミドを取り込んだ大腸菌はこの抗生物質の存在下でも生育できるようになる．
＊Tiプラスミド：土壌細菌アグロバクテリウム *Agrobacterium tumefaciens* がもつプラスミドを意味するが，この細菌が植物

合，細胞培養技術ならびに卵子，胚（はい）の利用がある．そして，その他の技術として，微生物・酵素利用，タンパク質工学，生物系新素材の開発などがある．

A. 遺伝子を操作する技術

遺伝子操作技術は有用な遺伝子すなわちDNA（デオキシリボ核酸）をはさみ（制限酵素）と糊（のり）（DNA連結酵素，DNAリガーゼ）を用いて組み換える技術であり，バイオテクノロジーの中核をなしている．ある特定の生物における有用なタンパク質をコードする遺伝子を取りだすには2通りの方法がある．1つは，そのタンパク質をコードするmRNA（メッセンジャーリボ核酸）より逆転写酵素＊による相補的なDNA（cDNA）を作製する方法である．もう1つはゲノムより目的とするタンパク質をコードしている遺伝子を直接取りだす方法である．どちらかの方法で得られた遺伝子をプラスミド＊と呼ばれる運び屋（ベクター）に組み込み，大腸菌などの宿主に取り込ませる（形質転換＊）．そしてこのプラスミドを大腸菌において増殖させ，大量に増殖したプラスミドより目的とする遺伝子を回収する．これがDNAクローニングと呼ばれる技術である．

このようにしてクローニングされた有用物質の遺伝子を発現用ベクターに組み込み，大腸菌などに形質転換し，その有用物質を大量に発現させる．この例として，すでにヒトインスリン，ウシ成長ホルモン，凝乳酵素としてのキモシンなどが製造されている．植物においては，有用遺伝子，たとえば薬剤耐性遺伝子をアグロバクテリウム由来のTiプラスミド＊に組み込み，植物に感染させ，組換えにより植物のゲノムに取り込ませて新たに薬剤耐性を獲得した植物を創製する技術が確立されている．動物においては，雌マウスより受精卵を採取し，マイクロインジェクション法や組換えレトロウイルスを感染させるなどして目的とする遺伝子を受精卵に導入し，仮親に移植して作製するトランスジェニック動物が作製されている．

B. 細胞を操作する技術

細胞融合は異種細胞どうしを電気パルスやポリエチレングリコールなどの融合促進剤により融合させ，新しい機能をもった細胞をつくりだす技術である．

細胞培養は組織培養とも呼ばれるが，厳密には特定の組織を培養するのが組織培養であり，組織細片を特定の酵素で処理して細胞をバラバラにして，単一細胞より培養するのが細胞培養である．植物における細胞培養には，茎頂（生長点）培養，胚培養，葯（やく）培養などがある．このうち茎頂培養とは，茎頂すなわち植物の分裂増殖能力が強くこの付近にウイルスが存在しない茎の先端部（生長点を含む）を切りだし培養する方法である．茎頂培養はウイルスフリー株をつくるのに適している．ほかに，植物組織の一部を取りだし，セルラーゼおよびペクチナーゼなどを用い

て，細胞壁を分解して植物細胞をバラバラにし，それを培養する**プロトプラスト法**もあるが，この方法と上述の細胞融合法とを組み合わせて，種々の新しい品種の開発が行われている．

　種類のまったく異なる植物の交配においては，受精はするが，種子はできないことが多い．このような場合，未熟ではあるが，完全な種子の胚を取りだし，試験管内で培養し，個体形成させ，雑種植物をつくる．これが胚培養である．ハクランはキャベツとハクサイより胚培養でつくられたものである．また，葯培養は花粉の入った葯を培養し，半数体植物をつくり，コルヒチン処理して，ホモ二倍体をつくる技術である．

　受精卵を操作する技術として，受精卵移植と核移植がある．受精卵移植技術は胚移植ともいわれ，受精卵が卵割を始めた個体発生の初期の胚といわれるものを子宮に移植し，着床，妊娠させる技術である．この技術により，1つの受精卵より同じ性質をもつクローン牛の生産が行われている．核移植は受精卵または未受精卵に紫外線照射などを施し，核を不活性化（除核）し，別の細胞から取りだした核を移植して新しい個体をつくる技術である．

C.　その他の技術

　微生物・酵素利用技術の代表的なものとして**バイオリアクター**などがある．動植物細胞，微生物，酵素などの生体触媒をセルロース，高分子，多孔性ガラスなどに物理化学的に結合させたり，包接して固定し，固定された生体触媒を反応容器内で原料となる基質と反応させ，目的物質の生産を行う技術をバイオリアクターという．この技術は反応条件を厳密に管理することができる利点がある．

8.2 ｜ バイオテクノロジーによりつくられた新食品

　バイオテクノロジーの種々の技術を用いて多くの新しい食品が開発され，そのうちのいくつかは，すでに私たちの食卓に上っている．遺伝子組換え技術により，高収穫量および新しい機能の付与の観点から，表8.1に示したように植物では除草剤に強い，病害虫に強いトウモロコシやジャガイモ，果肉のしっかりした保存期間の長いトマトなどの開発が行われている．これら食料の増産を目的とした作物は第一世代の遺伝子組換え作物と呼ばれ，ダイズやナタネなどはすでに実用化され，油脂原料として輸入されている．また，チーズ製造用酵素キモシンが組換え微生物を用いて製造されている．また，第二世代の遺伝子組換え作物として，食料の質的な改善の観点から，生活習慣病の疾患予防作物，低アレルギー作物，

に感染すると，細菌中のTiプラスミドのT–DNA領域は切り出されて植物のDNAに取り込まれ，こぶ状の腫瘍クラウンゴールを生じる．Tiはtumor inducingの略で，Tiプラスミドは，その性質を利用して，植物への外来遺伝子の導入に用いられる．

表 8.1 厚生労働省がこれまで安全性評価の確認を行った遺伝子組換え食品および食品添加物（2020 年 8 月）
*ゲノム編集技術により創製されたもの．この技術は外来遺伝子をトマトに導入したものではなく，トマトのゲノムの一部を改変して GABA の生産性を高めたもので，厚生労働省に届け出て承認されている．

対象食品	許可された品種数	内訳：賦与された性質（許可された品種数）
トウモロコシ	206 品種	害虫抵抗性（14），除草剤耐性（12），高リシン形質（1），耐熱性 α-アミラーゼ産生（1），乾燥耐性（1），組織特異的除草剤耐性（1），収量増大（1），害虫抵抗性（＋除草剤耐性）（161），害虫抵抗性（＋高リシン形質）（1），害虫抵抗性（＋組織特異的除草剤耐性）（1），害虫抵抗性（＋耐熱性 α-アミラーゼ産生）（1），害虫抵抗性（＋乾燥耐性）（1），害虫抵抗性（＋除草剤耐性，耐熱性 α-アミラーゼ産生）（5），害虫抵抗性（＋除草剤耐性，乾燥耐性）（3），除草剤耐性（＋耐熱性 α-アミラーゼ産生）（1），除草剤耐性（＋乾燥耐性）（1）
ダイズ	28 品種	害虫抵抗性（2），除草剤耐性（12），高オレイン酸形質（2），ステアリドン酸産生（1），害虫抵抗性（＋除草剤耐性）（2），除草剤耐性（＋高オレイン酸形質）（4），除草剤耐性（＋高オレイン酸形質，低飽和脂肪酸）（4），除草剤耐性（＋ステアリドン酸産生）（1）
ナタネ	22 品種	除草剤耐性（16），除草剤耐性（＋雄性不稔性）（3），除草剤耐性（＋稔性回復）（3）
ワタ	48 品種	害虫抵抗性（8），除草剤耐性（13），害虫抵抗性（＋除草剤耐性）（27）
ジャガイモ	10 品種	害虫抵抗性（2），害虫抵抗性（＋ウィルス抵抗性）（6），打撲黒斑低減（＋アクリルアミド産生低減）（1），打撲黒斑低減（＋アクリルアミド産生低減，疫病抵抗性）（1）
テンサイ	5 品種	除草剤耐性（3），低リグニン（1），除草剤耐性（＋低リグニン）（1）
アルファルファ	5 品種	除草剤耐性（3），低リグニン（1），除草剤耐性（＋低リグニン）（1）
パパイヤ	1 品種	ウイルス抵抗性（1）
トマト	1 品種	高 GABA（1）*

食品添加物の種類	物質名（品目数）	賦与された性質（許可された食品添加物品目数）
酵素	α-アミラーゼ（10）	生産性向上（5），耐熱性向上（3），生産性向上（＋耐熱性向上）（1），耐熱性向上（＋スクロース耐性向上）（1）
	キモシン（4）	生産性向上（3），凝乳活性向上（1）
	エキソマルトテトラオヒドロラーゼ（2）	耐熱性向上（2）
	酸性フォスファターゼ（1）	生産性向上（1）
	グルコースオキシダーゼ（1）	生産性向上（1）
	プロテアーゼ（2）	生産性向上（2）
	ヘミセルラーゼ（1）	生産性向上（1）
	キシラナーゼ（1）	生産性向上（1）
	β-ガラクトシダーゼ（1）	生産性向上（1）
	プシコースエピメラーゼ（1）	生産性向上（1）
	プルラーゼ（4）	生産性向上（3），酵素活性向上（1）
	リパーゼ（3）	生産性向上（3）
	グルコアミラーゼ（3）	生産性向上（3）
	α-グルコシルトランスフェラーゼ（3）	生産性向上（2），生産性向上（＋性質改変）（1）
	シクロデキストリングルカノトランスフェラーゼ（1）	生産性向上（＋性質改変）（1）
	アスパラキナーゼ（1）	生産性向上（1）
	ホスホリパーゼ（4）	生産性向上（4）
	β-アミラーゼ（1）	生産性向上（1）
ビタミン	リボフラビン（2）	生産性向上（2）
炭化水素	テルペン系炭化水素類（1）	生産性向上（1）

表 8.2　細胞を操作する技術により改良された農作物の品種の例

技術	作物名	系統名または品種名	技術	作物名	系統名または品種名
細胞培養	トマト	越のルビー	葯培養	ハクサイ	オレンジクイン
	スイカ	天鈴		ブロッコリー	スティックセニョール
	イチゴ	ひまつり	プロトプラスト	イネ	はつあかね
胚培養	在来ナタネ	千宝菜 1 号，2 号		イネ	夢ごこち
	柑橘	愛媛中性生		ジャガイモ	ジャガキッズパープル 90
葯培養	イネ	はつなのり	細胞融合	柑橘	オレタチ
	イネ	大分 3 号		ヒラタケ	森林総研 P01 号

栄養・免疫増強作物が開発されている．さらに，近年**ゲノム**編集技術が考案され，γ-アミノ酪酸（GABA）に富んだトマトが開発されている．今後，環境修復や工業原材料の生産につながる遺伝子組換え作物の開発が期待されている．一方，動物においては，現在，遺伝子組換え技術により受精卵操作技術が主として用いられている．優秀な牛の生産に受精卵移植によりクローン牛の開発が行われている．また，同じ技術により三倍体魚や全雌魚などが生産されている．微生物では，細胞融合により冷凍可能なパン生地用酵母が開発されている．植物分野では，表 8.2 に示したように，細胞を操作する技術により活発に品種改良がなされている．また，バイオリアクターを用いた代表的なものとしては異性化糖やシクロデキストリンなどの糖質の生産がある．

8.3 ｜新食品の安全性

　従来の食品は長い人間の歴史の中で安全性が確認されてきたものである．しかし，組換え DNA 技術によりつくられた新食品については，多くの人々にとってはなじみが薄く，漠然とした不安感が見られる．わが国においては，こうした組換え作物の開発にあたって，文部科学省，農林水産省，厚生労働省の 3 省庁の規制のもとに行われている．また，食品の安全性については厚生労働省が「組換え DNA 技術応用食品・食品添加物の安全性評価指針」を策定し，慎重に安全性を確認している．組換え体食品の安全性については，世界的には，もとの食品と実質的には同等と評価できる場合は，その組換え体食品の安全性はもとの食品と同等であるという「実質的同等性」という考え方によって評価されている．わが国では，遺伝子産物のアレルギー誘発性，遺伝子産物の毒性影響ならびに使用したもとの農作物と組換え農作物との差異を栄養素有害物質などの観点から安全性を詳細に確認することになっている．しかし，安全性についての確認期間が一般的に比較

的短期間であるために，長期間使用した場合の安全性などについての不安感が現在のところ完全には取り除かれていない．また，クローン動物の作製などにおいては倫理上の諸問題も依然として残されている．わが国においては日本農林規格法が改正され，2001年4月より，食品に遺伝子組換え食品を利用していることを明示するため，遺伝子組換え食品の利用が明らかな場合は遺伝子組換え，遺伝子組換え作物が混じっている場合は遺伝子組換え不分別という表示をすることが義務づけられている．

問題　遺伝子組換え食品に関する記述である．誤りはどれか．［創作問題］
（1）害虫への抵抗性を賦与したトウモロコシの使用が国内で認められている．
（2）除草剤への耐性を賦与した大豆の使用が国内で認められている．
（3）生産性を向上させた米の使用が国内で認められている．
（4）遺伝子組換え作物が混じっている場合，「遺伝子組換え不分別」と表示しなければならない．
（5）遺伝子組換え技術によって，他の生物種の遺伝子を導入することができる．

参考書

- 日本食品標準成分表2020年版(八訂)
- 日本食品標準成分表2020年版(八訂)アミノ酸成分表編
- 日本食品標準成分表2020年版(八訂)脂肪酸成分表編
- 日本食品標準成分表2020年版(八訂)炭水化物成分表編
- 日本人の食事摂取基準(2020年版)　厚生労働省
- 国民健康・栄養調査報告書　厚生労働省，各年版
- 最新栄養学第10版　木村修一ほか監訳，建帛社，1997
- 食品学　飯尾雅嘉・五十嵐脩編著，建帛社，2003
- タンパク質ものがたり　蛋白質研究奨励会編，化学同人，1998
- 糖質の科学　新家龍ほか編，朝倉書店，1998
- 改訂新版　酵素応用の知識　小巻利章ほか著，幸書房，2019
- 油脂の科学　戸谷洋一郎ほか編，朝倉書店，2015
- 脂質の化学と生化学(化学総説No.16)日本化学会編，学会出版センター，1992
- ビタミン総合事典　日本ビタミン学会編，朝倉書店，2020
- 改訂新版　食肉製品の知識　三枝弘育著，幸書房，2018
- 乳の科学　上野川修一編，朝倉書店，2015
- ビジュアルバイオテクノロジー　Carolyn A. Dehlinger著，福井希一ほか監訳，化学同人，2017
- 活性酸素・フリーラジカルの科学　日本化学会編，化学同人，2017
- 食品機能学　青柳康夫編著，建帛社，2003
- バイオテクノロジー概論　池上正人編著，朝倉書店，2012
- 食品物性学　川端晶子著，建帛社，1989
- 食感をめぐるサイエンス Ole G. Mouritsenほか著，石川 伸一ほか訳，化学同人，2019
- だしの科学　的場輝佳ほか編，朝倉書店，2017
- おいしさの見える化 角直樹著，幸書房，2019
- 食品の味 伏木亨著，光琳，2003
- 味覚と嗜好のサイエンス　伏木亨著，丸善出版，2008
- 改訂新版　食品調味の知識　太田静行ほか著，幸書房，2019

問題の解答：p.6(2)，p.12(1)，p.29(2)，p.34(5)，p.48(4)，p.59(1)，p.72(2)，p.84(4)，p.92(4)，p.109(5)，p.121(4)，p.139(2)，p.153(5)，p.159(3)

編者紹介

辻 英明（つじ ひであき）

1970年 京都大学農学部農芸化学科卒業
現　在 岡山県立大学 名誉教授

海老原 清（えびはら きよし）

1973年 名古屋大学農学部農芸化学科卒業
現　在 愛媛大学 名誉教授

渡邊 浩幸（わたなべ ひろゆき）

1982年 岩手大学農学部農芸化学科卒業
現　在 高知県立大学健康栄養学部 教授

竹内 弘幸（たけうち ひろゆき）

1987年 静岡大学農学部農芸化学科卒業
現　在 富山短期大学食物栄養学科 教授

NDC 596　　175 p　　26 cm

栄養科学シリーズNEXT（えいようかがく）

食べ物と健康，食品と衛生 食品学総論 第4版

2021年 3月19日　第1刷発行
2024年 8月22日　第8刷発行

編　者　辻 英明・海老原 清・渡邊浩幸・竹内弘幸
発行者　森田浩章
発行所　株式会社 講談社
　　　　〒112-8001　東京都文京区音羽2-12-21
　　　　販　売　(03)5395-4415
　　　　業　務　(03)5395-3615

KODANSHA

編　集　株式会社 講談社サイエンティフィク
　　　　代表 堀越俊一
　　　　〒162-0825　東京都新宿区神楽坂2-14　ノービィビル
　　　　編　集　(03)3235-3701

本文データ制作　株式会社双文社印刷
カバー印刷
表紙・本文印刷　株式会社ＫＰＳプロダクツ
製本

ISBN978-4-06-522467-0